病案管理实务

Practice of Medical Record
Management

董虹 主编

ZHEJIANG UNIVERSITY PRESS
浙江大学出版社
·杭州·

图书在版编目(CIP)数据

病案管理实务 / 董虹主编. —杭州:浙江大学出
版社,2017.12(2024.8重印)
ISBN 978-7-308-17053-6

Ⅰ.①病… Ⅱ.①董… Ⅲ.①病案—管理
Ⅳ.①R197.323

中国版本图书馆 CIP 数据核字(2017)第 135327 号

病案管理实务

董 虹 主 编

责任编辑	冯其华(zupfqh@zju.edu.cn)
责任校对	沈国明
封面设计	姚燕鸣
出版发行	浙江大学出版社
	(杭州市天目山路 148 号 邮政编码 310007)
	(网址:http://www.zjupress.com)
排　　版	浙江时代出版服务有限公司
印　　刷	广东虎彩云印刷有限公司绍兴分公司
开　　本	710mm×1000mm 1/16
印　　张	10.25
字　　数	180 千
版 印 次	2017 年 12 月第 1 版 2024 年 8 月第 6 次印刷
书　　号	ISBN 978-7-308-17053-6
定　　价	48.00 元

前　言

　　进入 21 世纪，随着现代医学、计算机技术等学科的迅速发展，病案信息在医院医疗、科研、教育、经营管理、医患纠纷处理和社会保险理赔、伤残鉴定、交通事故处理、疾病统计、出生证明等方面所发挥的作用日益凸出，也大大促进了病案管理工作的发展。病案管理工作与医院临床、医技、行政管理、信息管理、财务、医保等部门的工作是密切相关的，为了帮助医院医务人员、管理人员、财务人员、医保人员、信息中心人员全面地了解病案管理的内容，支持和配合病案管理工作的顺利开展，我们基于《2014 年度浙江省档案局科技项目研究计划》课题"在医疗信息公开背景下病案信息资源利用安全策略研究"成果编写了这本《病案管理实务》，以便更好地发挥病案对医院和社会的作用。本书既可以作为普通高等院校病案信息管理专业学生的教学参考用书，也可以用作临床规培医师、进修医师、实习医师岗位培训的教材。

　　本书由病案信息管理专业人员、临床医务人员等结合自身多年的病案信息管理实践经验和理论研究成果，参考与病案相关的法律、法规、制度，并借鉴国内外病案信息管理最新的研究成果共同编写而成。本书内容主要包括病案信息管理基本理论和方法、病案质量控制、病案信息化管理、病案安全管理、国际疾病分类(ICD-10)(2008 版)和手术操作分类(ICD-9-CM-3)(2011 版)、病案管理与法律法规、疾病诊断相关分组(DRGs)在医院管理中的应用，其中单病种管理、临床路径管理、病案安全管理、疾病诊断相关分组反映了国内外病案管理和病案事业的最新进展，病案相关的法律法规一律截至 2016 年 12 月。同时，为帮助临床、医技、行政等科室更好地理解病案管理知识，在病案管理工作、国际疾病分类(ICD-10)(2008 版)和手术操作分类(ICD-9-CM-3)(2011版)以及 DRGs 工作在医院管理中的应用等章节中，本书增加了许多图表和实例，以增加可读性和生动性。

　　在本书的编撰过程中，我们得到了医院领导的关怀、专家的指导和病案工作者的支持，大家的理论研究和实践成果为本书提供了丰富的信息资源和宝贵的建议,在此表示衷心的感谢!

　　由于编写人员知识水平和能力有限,加之时间仓促,因此书中疏漏之处在所难免。祈望病案工作人员、医务人员、医院管理人员在使用本书的过程中能提出宝贵的建议、意见,以便再版时补偏救弊。

编　者

2017 年 4 月

目　录

第一章
病案管理概述

　　病历档案,简称病案。病案既是关系大众自身健康信息的民生档案,又是医院业务档案的重要组成部分;它数量巨大、地位重要,是医院利用率最高的档案;它历史悠久,经过长期的发展和不断的完善,建立起了一套具有自身特色、相对独立的工作体系,称为病案管理。病案管理不仅在档案管理中具有重要的地位,而且在医院管理中也发挥着重要作用。本章就病案和病案管理的概念、发展、内容和作用等做一简要介绍。

第一节　病案和病案管理的概念、发展

一、病案和病案管理的概念

　　我国古代医学将对患者的诊疗记录称为诊籍、医案或脉案。而现代医学则将对患者的医疗记录称为病案、病历、病史,且以病案、病历最为常用。病案与病历在使用中有时可以相互替代,但严格来说,两者是有区别的。病历是指未完成、未回收到病案科的、反映医疗活动的医疗记录。病案是指回收到病案科,已完成并经过整理、加工、装订,反映医疗活动的医疗记录。

　　病案有广义和狭义两个概念。广义的病案既包括患者健康体检等资料,也包括在医疗诊治过程中形成的档案。狭义的病案指记录患者诊断治疗过程的医疗记录,是医院的原始诊疗档案材料。病案由医疗机构的病案科(或病案室)保存。广义的病案与狭义的病案比较,病案在原来的医疗记录基础上增加了个人在家庭医师就诊前、社区医疗就诊后的诊疗和健康检查记录,形成了一个完整的健康记录体系。病案记录的形式有文字、图表、图像等,病案的载体有纸张、磁盘、缩微胶片、光盘、硬盘等。

病案管理指对病案的基础管理工作,包括对病案的收集、整理、信息处理、质量控制、鉴定和归档、保管、统计、利用等基本工作内容。病案信息管理比病案管理内涵更为丰富,在回收、整理、利用等病案基础管理方面还增加了病案检索、分析等管理内容,如建立完善的病案管理系统,对病案中的相关信息进行提炼、加工、统计和分析;对收集到的病案和统计资料进行整理、归类、加工和统计,为临床、医技、管理部门提供全面、深入、优质的病案信息。病案信息管理是病案管理的高级阶段,需要更高的技能、更好的工具和更复杂的加工方法。

病案管理学是一门新兴的实用型学科。病案管理学与病案信息学是两个可以通用的名称,相较而言,病案信息学更为准确。病案信息学是一门研究病案工作的技术方法、基本原理和信息系统运行规律的学科,涉及病案管理、疾病分类、基础医学、临床医学、传染病学、心理学、信息技术等相关专业内容,其任务是从病案工作的基本原理、信息系统运行规律出发,结合病案管理的实际情况,形成一套切实可行的方法,并指导病案回收、整理及病案质量控制等工作,使病案管理整个工作流程更加简便、更加有效。

二、病案和病案管理的发展

病案和医学是同时产生的,医学的发展历史就是病案的发展历史。远古时期的医药传说"神农尝百草,伏羲制九针"描述了当时人们使用草药和针具治病的情况。而神农和伏羲生活在距今 4000～10000 年前的旧石器时代中晚期,那时人们还没发明文字,医学记录都刻在墓门、墓壁及山洞石壁、石柱等的上面,这些是最早的医学记录,因此可以估测我国病案产生的最早时间是旧石器时代中晚期。

1899 年,位于河南省安阳市西北郊的商王朝后期都城遗址殷墟出土了大量的甲骨文,其上记载了颇为详细的疾病信息。这些医学内容具有一定的排列顺序和管理体系,因此我国的病案管理的历史可以追溯到商朝。继甲骨文后,我国古代又出现了由竹片制成的"简""策"和由木片制成的"牍""函"等书写材料。1977 年,在安徽阜阳的西汉初年夏侯灶墓中出土了一部《万物》竹简抄本,专家推定该抄本为战国初期或春秋时期书写的,上面记载了内、外、五官等 31 种药物治疗的疾病名,其中寒热、烦心等部分病名至今仍被使用。在古代,帛是和简、牍一样的书写材料。1973 年,长沙马王堆三号汉墓出土了帛书《足臂十一脉灸经》《脉法》《养生方》等古医书,专家推断这些古医书是在秦末至西汉初抄写的。公元前 200 年西汉淳于意编写的 25 例病案是目前我国发现的最早的病案记录。北京协和医院在1921年成立了第一个病案室，由专职的病案管理人员从事病案整理、排序、检索等管理工作，因此北京协和医院是我国最早开展现代医院病案管理的医疗机构。

国外最早的医疗记录同样始于旧石器时代。人们在西班牙一处旧石器时代山洞的墙壁上发现了一环钻和手指截断的侧面图，专家推断约为公元前25000年所作，这个医疗记录是国外最早的病案。传说古埃及时代透特撰写的6本医书和公元前1600年埃及医学家Imhotep抄写的48例外科病历是国外较早的病案记录。1897年，美国麻省总医院建立了世界上第一个医院病案室，并正式聘用一名图书管理员专职从事病案管理工作，包括病案编目索引工作。因此，美国麻省总医院被认为是世界上开展现代医院病案管理的鼻祖。

20世纪末，随着病案管理工作内容的日益丰富及变化，美国等西方发达国家认识到"病案管理"外延过于狭窄，故逐渐采用"卫生信息管理"来代替"病案管理"。我国则认为"卫生信息管理"包括所有与卫生相关的信息管理内容，如流行病管理等，外延宽于"病案信息管理"，"病案信息管理"称呼更为严谨、科学，更贴近病案工作的实际情况，故决定将"病案管理"改为"病案信息管理"。目前，我国正处于从病案管理过渡到病案信息管理的阶段。由于国内各地区发展不平衡，各地方医院的病案管理水平亦不均衡，有些医院的病案管理还比较落后，仍处于原始的病案收集、保管阶段，而有些医院则已开展病案现代化管理，水平处于较领先地位。

病案管理学是一门新兴学科，它的范围极其广泛，除本专业学科外，还包括临床医学、流行病学、统计学、信息学、心理学等学科。病案信息管理的作用具体表现为评估医院经营管理能力、评价医疗管理质量、反映医疗水平，以及提供医疗纠纷和伤残鉴定等所需的原始的法律凭证。

三、病案管理的发展趋势

病案信息管理未来的作用主要体现在为医院科学和精细化经营管理提供全面的信息、准确评估医务人员的医疗水平、监管医院医疗管理（临床路径管理和医疗准入制度实施）、为医疗纠纷等提供重要的法律凭证。目前，病案管理的内容主要是对病案首页进行输入、加工、提取，而病案信息化管理的具体内容将不再局限于病案首页，还需发掘病案的其他信息，以发挥病案管理更大的作用。

另外，病案的载体也将发生变化。电子病案因为方便、快捷、占据空间小，将会逐渐代替纸质病案。电子病案既不是计算机化的病案，也不是根据固定模板制成的病案。电子病案将实现智能化，如出现药物剂量错误、诊断位置错误等书写错误,计算机将会立即提示医务人员,从而可大大提高病案的书写质量。同时,医务人员书写电子病案的场地不再局限于医院,他们也可以在家里书写电子病案。此外,电子病案的共享范围不再局限于医院内部,也可以在某一卫生区域内进行共享。电子病案远程会诊范围亦将逐渐扩大,不再局限于某一狭小范围,也可以在省内甚至国内实现电子病案远程会诊。

第二节　病案管理的内容、作用和教育

一、病案管理的内容

病案管理的内容包括对病案的回收、整理、信息处理、质量控制、鉴定和归档、保管、统计、利用等业务活动。病案回收指病案科接收和征集医院住院部、门诊、血透室、家庭病房、观察室等科室形成的病案。病案整理指对回收的医疗记录以及与病情相关的法律文件进行有序分类、粘贴、排列、编号及审核,并将病案资料独立装订成册。病案信息处理指病案信息录入、存储和纸质病案电子化。病案质量控制包括病案管理质量控制和病案内容质量控制。病案管理质量控制指对病案管理内容进行检查、评分、分析和改进,质量评分的指标有出院病案回归率、病案记录缺项检查等。病案内容质量控制指对病案的书写内容、书写格式、书写时限等病案质量相关方面进行检查和反馈。病案保管指采取各种措施保护档案实体和信息的安全。病案统计指对病案涉及的医疗业务、病案工作数量等内容进行统计、整理和分析。病案信息管理的最终目的是利用,病案的价值体现在病案利用上,因此病案利用既是病案信息管理的重要环节,又是终末环节。病案利用有两种基本方式:主动性服务和被动性服务。根据社会、患者、医院的需求提供病案实体资料或信息,这种方式称为被动性服务。主动向临床、医技、管理部门提供病案检索资料和统计科研数据等,这种方式称为主动性服务。

二、病案管理的作用

病案具有备忘、备考、守信和凭据的作用。在医疗活动中,病案能客观地记录患者的诊治、检查过程,以便医务人员及时复核患者的既往病情,具有备忘作用。病案又是临床、科研、教学工作宝贵的基础资料,是评价整个医院医疗质量、医疗技术水平、管理水平及反映个人出生记录的重要依据,因此在医院临床、科研、教学、管理、医疗统计、出生证明等方面具有备考作用。此外,病案还可为社会保险机构、医疗保险机构、单病种付费、疾病相关诊断分组预付费提供真实的、权威的原始报销凭据,因此在基本医疗保险、商业保险、医疗付款等方面具有凭据作用。病案中的病情知情同意书、手术知情同意书等患者或其家属签署的资料是对医患之间法律关系的承诺,也是解决医疗纠纷或医疗事故、判定法律责任等的事实证据,因此是病案守信作用的具体体现。

病案信息管理工作不仅是病案信息管理人员的职责,而且与医院全体工作人员的工作息息相关。医务人员在书写病案时应根据 2010 年 1 月卫生部颁布的《病历书写基本规范》,结合住院病案实际,客观、真实、规范地记录患者的生活习性、病情、诊断、治疗、预后及护理等医疗实践过程。在病案利用时,应严格遵守病案查询和借阅制度;与病案工作相关的科室(如住院收费室、医技科室等)应提供病案信息和检查资料,以保证病案信息的及时性和完整性。

三、病案信息管理教育与学术组织

(一)病案信息管理教育

我国正规的病案信息管理教育始于 1985 年北京市崇文区卫生学校举办的中专学历教育的病案班。2001 年北京卫生学校开设了第一个高等职业病案班,2002 年首都医科大学在北京市崇文区卫生学校开办病案信息管理成人大专教育,2005 年北京大学医学网络学院与北京市崇文区卫生学校联合开办卫生信息管理专科升本科教育。北京大学人民医院的李铭主任主办了第一个全国病案管理培训班。自 1981 年北京协和医院举办第一期全国病案信息管理培训班以来,全国各地相继举办了各种类型的病案继续教育班和学术讲座。20 世纪末,病案继续教育班、学术讲座成为病案管理人员继续教育的主要方法,继续教育班给予参加的病案管理人员继续教育学分;对于晋升中高级病案信息技术职称的病案管理人员,要求每年必须参加达到规定学分的继续教育。1935 年,美国开展病案信息管理的学校教育,第一所具有病案学士学位授予权的医院是明尼苏达州的圣·玛丽(St. Mary)医院。澳大利亚、加拿大、英国等国家均开设有相应的病案信息管理的学校教育。由于电子病案在医院信息管理中发挥着越来越重要的作用,而美国和澳大利亚等发达国家认识到病案管理专业教育的紧迫性,因此相继开设病案信息管理的硕士、博士研究生教育。此外,病案管理知识更新迅速,故美国等发达国家也认识到病案继续教育的必要性和重要性,因为继续教育是知识更新的必要手段。例如,2002 年美国的病案管理人员改称注册病案信息管理员或注册病案信息管理技术员,而且每年需要获得规定的继续教育学分,否则将被取消注册资格。

（二）病案信息管理学术组织

1981年,在南京召开了第一次全国性病案统计会议;1988年,召开了第二次全国性病案管理学术会议;自1993年以后,每年都召开一次全国性病案管理学术会议。1982年,在北京成立了中华医学会北京分会医院管理学会病案管理学组;1988年,又在北京成立了全国病案管理学术组织,2005年更名为中国医院协会病案管理专业委员会,并创建《中国病案》杂志社、"中国病案"网站,以及成立了病案质量监控学习组、病案信息教育学组。二级以上的医院应建立病案委员会,作为学术委员会下设的一个组织,监督与指导病案的书写和管理工作,以提高医疗质量和医疗单位的学术水平。

北美病案管理学会于1928年成立,是第一个国际病案学术组织。1952年,第一届国际性病案管理学术会议在英国召开。自2004年以来,该学术会议由每4年召开一次改为每3年召开一次。1968年,国际病案组织联合会（IFHRO）成立。1992年,我国病案学会以中华病案学会的名义加入了IFHRO,成为第18个会员国。目前,IFHRO有20个会员国。

第三节　病案管理部门的组织与职责

一、病案管理部门设置

根据《医疗事故处理条例》《中华人民共和国侵权责任法》《医疗机构病历管理规定》等法律法规的规定,医疗机构应设置病案科（或病案室）,由专人负责病案信息管理、保存等相关工作,并配备与医院等级相一致的硬件和软件设施设备。病案科既是一个专业技术岗位,又是一个行政管理岗位。根据业务涉及的范围及其专业技术的特性,在医疗卫生事业管理中将病案信息管理工作划归卫生部门的医技科室;根据其行政管理职能,将病案信息管理工作划归卫生部门的行政科室。从我国的实际情况出发,对于初级医疗机构,病案科隶属于医务部或质量管理科;对于二级及以上医院,由业务副院长主管病案科工作。美国、澳大利亚等国家的医院病案科直接隶属于院长,院长助理兼任病案科主任。

二、病案科的工作环境及条件

病案科的位置应选择靠近医疗服务区,以便医务人员利用病案。同时,为了满足社会对病案的复印和查阅需求,医院应专门设立复印室或病案复印窗口,并配备座椅、饮水机等,为社会和患者提供人性化服务。病案科的设施、设备和各岗位的工作条件应与医院的等级相匹配。病案科应设置科主任办公室、工作人员办公室、阅览室和复印室等工作间。病案库房分为活动库房和非活动库房两种。活动库房原则上应储存不少于 3 年的常用病案数量,如有其他替代品(如缩微、无纸归档),原则上应储存不少于 1 年的常用病案数量;超过 3 年以上的病案保存量,需要有储存病案的非活动库房。一般拥有 100～500 张床位的医院,其病案活动库房的面积不低于 $100～200m^2$,拥有 501～1000 张床位的医院,其活动库房的面积不低于 $300～500m^2$。病案库房应具有防火、防水、防霉、防尘、防盗、防蛀等安全措施。病案库房适宜的温度为 14～22℃,相对湿度为 45%～60%。此外,电子设备(如光盘、硬盘等)应做好存储和维护工作。

三、病案科的职责

病案科的职责如下:①认真实施国家、卫生行政部门颁发的与病案相关的法律法规,为国家医疗改革提供所需的病案首页信息和疾病、手术操作的分类编码;②制定病案信息管理规章制度和人员岗位职责并落到实处,为医院临床、科研、教育、医院管理和社会保险、伤残鉴定、医疗纠纷等提供所需的病案信息;③准确、及时地提供各类医疗统计数据并进行统计分析,将分析结果作为上级领导和部门决策的依据;④参与病案管理系统的设计、开发和功能完善工作,并负责病案管理人员的专业培训工作。

四、病案科人员任职要求和配备

(一)病案科人员任职要求

病案管理工作人员不仅需要熟练掌握病案学等专业知识,而且需要了解信息技术管理学、临床医学、流行病学、心理学、医院管理学等业务知识,并具有较强的计算机操作技能。因此,病案科工作人员应是病(档)案管理或卫生信息管理专业毕业生,具有病案管理或档案管理专业技术职称。病案科的岗位有病案科主任和病案收集、整理、疾病分类编码、统计、管理人员,其中病案科主任由从事病案管理工作 5 年以上、具有高级以上档案管理职称或病案管理职称的人员担任;疾病分类编码人员应具有疾病和手术分类编码资质,如持有中国医院协会病案管理专业委员会颁发的"国际疾病分类编码技能水平考试"证书;统计人员需要持统计上岗证上岗;病案复印、病案库房保管等由病案管理专业的技术人员在取得相应职业资格证书后持证上岗。

(二)病案科人员配备

美国、澳大利亚等国家的病案管理工作人员与医院病床的配备一般为1∶15。考虑到我国纸质病案与电子病案共存的现状,病案科信息管理人员和实际开放床位数之比不低于 1∶50,在病案科中,专业人员构成不应低于50%,非专业人员低于50%。疾病和手术分类编码人员与月平均出院人次之比不低于 1∶1000,持证上岗统计人员数不少于 2 名。

五、病案科设备配置

病案科需配置办公桌椅、外线电话、装订机、打印机、扫描仪、传真机、计算机(性能强和容量大)、复印机(性能强和质量高)等办公设备和病案密集架、条形码示踪管理设备、缩微成像设备、库房防火器材、工具书[如国际疾病分类(ICD-10)(2008 版)、手术操作分类(ICD 9-CM-3)(2011 版)、中英文词典、解剖类图书]等硬件设备。

病案科使用的病案信息管理软件必须具有患者姓名、住院号、身份证号和疾病四种索引、录入和检索功能,病案首页录入和疾病、手术分类编码功能,病案借阅示踪功能,病案终末质量监控功能,卫生统计报表及院内报表综合统计功能,电子病案借阅管理功能,病案复印情况登记和检索功能,病案疾病索引等综合查询功能。

六、病案管理委员会的设立

病案管理委员会是等级医院评审中明文规定要求设立的。二级以上医疗单位应设立病案管理委员会,协助医院行政职能科室做好病案信息管理和书写的指导工作。1922 年,北京协和医院成立了医院病案管理委员会,这是我国最早的医院病案管理委员会,它有力地推动了医院病案工作的开展。

病案管理委员会由医院院长或分管院长及临床科室、护理、医技、病案科、信息处等科室主任组成。病案科负责人为委员会成员,认真完成病案管理委员会制定的制度等内容,并定期向委员会做工作报告。病案管理委员会每年至少召开 2 次会议,商讨改进病案管理工作的措施。

病案管理委员会的职责是组织病案书写培训、考核工作,指导新入职医师、规培医师、进修生、实习生等相关医师正确、规范书写病案;根据病案检查奖惩条例,每月抽查住院病案并及时向相关医师反馈检查信息和奖惩意见,促进病案质量持续提高;建立并督导病案管理制度的执行;规范新制定的病案表格的格式,并报上级部门审批;不断改进病案管理的工作流程,实现病案管理工作的优化。

第二章
病案管理工作

病案管理工作指对病案的回收、整理、信息处理、质量控制、鉴定和归档、保管、统计、利用（供应、索引）等，上述各项工作之间相对独立而又互相联系（见图2-1）。其中，病案回收是病案管理工作的第一步，病案利用是最重要的一步。回收、整理、鉴定和归档、保管、控制等各项工作属于基础工作，都为开展利用工作服务，并受利用工作的检验。同样，利用工作若要取得成效，则有赖于做好各项基础工作。质量控制工作是为了定期检查、监督其他各项工作而设置的，是一种监督手段。统计工作则是一种定量分析措施。

第一节　病案的回收

一、病案回收的范围和要求

病案科主要回收住院病案、门诊病案和急诊病案三种病案。在病案回收时，要重视回收病案信息的第一个科室，如住院病案回收强调住院登记处，门（急）诊病案回收强调门（急）诊科医疗就诊室、挂号室和收费室。在病案回收时，要求患者的基本信息资料详细、完整，且医疗信息完整、准确、齐全和及时。

二、病案回收的内容

（一）住院病案回收的内容

住院病案是从患者到住院登记处办理住院手续开始建立的。住院病案回收的内容如下：患者的基本信息（包括患者的姓名、工作单位、身份证号、家庭地址等资料）、患者的大病史信息（包括记录患者的主诉、现病史、既往病史等检查资料）、一般（常规）体格检查和专科（与病情相关的）体格检查信息、病程记录（包括首次病程录、日常病程记录、手术记录单等）、会诊及医嘱记录、各种

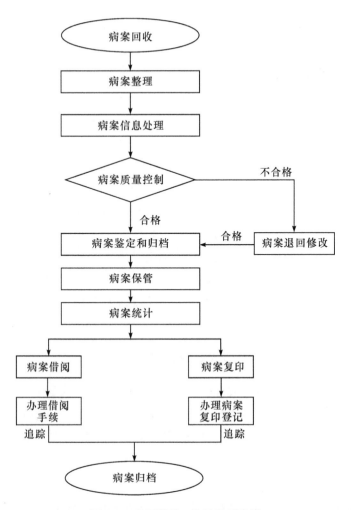

图 2-1 病案管理工作流程示意图

知情同意书(包括医生签署的知情同意书和护士签署的知情同意书等)、体温单和护理记录单、特殊检查单(包括 B 超、胸片、CT 等检查报告)和检验单、出院记录或死亡记录、病案的特殊标志(包括药物过敏等)等。住院病案回收的渠道是住院登记处和病房。住院登记处负责回收住院患者的姓名、出生日期、家庭住址等基本信息,并在病案首页的住院患者基本信息栏目中体现;病房是住院患者治疗信息的采集处,主管医师应重视病历资料的完整性、及时性和准确性。《病历书写基本规范》规定,医生应在患者出院 24 小时内完成出院病历,因此病案管理人员可在每天上午到各病房回收前天的全部出院病案及患者上次住院病案。住院病案及时回收有利于医院提高病案书写质量,保证医疗统计数据及时上报和国家卫生计生委病案首页数据及时更新,促进病案查询、借阅、复印、翻拍、检查等工作的顺利进行。

（二）门（急）诊病案回收的内容

门（急）诊病案在患者首次到医疗机构门（急）诊就医时即开始建立。门（急）诊病案收集的内容包括患者的个人资料、医疗记录和各种检验单。门（急）诊病案的回收渠道是门（急）诊挂号室、收费室和门（急）诊科。门（急）诊挂号室和收费室收集、录入门（急）诊患者的身份证号等基本信息,门（急）诊医务人员收集和录入患者的就诊医疗信息。门（急）诊病案管理人员在收集门（急）诊病案时,应及时提供上次患者就诊的门（急）诊病案。随着电子病案系统的建立,门（急）诊病案内容将以电子文档形式存档,病案内容可以存储在患者的医保卡或就诊卡中。门（急）诊病案管理人员不需要即时收集纸质门（急）诊病案和提供上次患者就诊的门（急）诊病案,只需通过门（急）诊电子病案系统查询患者上次就诊信息和录入本次就诊信息,大大减轻了门（急）诊病案管理人员的工作量。

三、病案回收中存在的问题及采取的措施

随着医院规模的不断扩大和医学技术的快速发展,病案收集的数量和内容亦逐渐增加,病案收集的要求也不断提高,同时产生了许多新的问题。病案科应针对出现的新问题,采取相应的措施来满足病案收集的要求。

（一）存在的问题

1. 回收范围狭窄

由于病案科人力、物力有限,病案回收范围往往局限于医院住院病案,回收范围相对狭窄,从而影响了病案利用工作的深入开展。

2. 回收材料不全

（1）外单位材料不全　随着社会的不断进步、医学的快速发展,病案的内涵也得到了很大的扩展,新增了很多在外单位形成的具有保存价值且应归档的病案材料。部分病案管理人员档案意识不强,仍按旧思路收集本院的病案材料,没有收集患者在外院诊疗中形成的住院志、手术记录、出院录、检查单等病案材料,以及医保审批表、患者更名资料、证明材料等,从而导致病案材料不完整。

（2）检查材料不全　部分医务人员对病案材料的完整性认识不够,存在着重治疗轻记录的思想,在整理病案材料时缺乏认真检查、仔细核对的工作作风,没有按规定将在医院诊疗过程中形成的各种特殊检查单、检验单、病理报告单收入病案中,造成病案不完整,从而严重影响病案质量。

(3)医嘱记录不全 2010年卫生部颁布的《病历书写基本规范》规定,患者在住院期间的各种治疗、检查、护理等情况均应有医嘱记录,但少数医务人员工作不认真,医嘱记录不完整,如有上级医师的查房记录但无查房指示的医嘱、护士用药无医嘱等,一旦发生医疗纠纷,医疗机构往往处于被动地位,甚至承担举证不能的法律后果。

3.回收内容不真

(1)患者基本信息不真 病案首页应客观、真实地反映患者的基本面貌,这是对患者姓名、家庭地址、病情、手术情况等基本信息的高度概括。但是,部分医务人员对病案的重要性认识不足,工作作风不严谨,没有详细询问病史或患者未能及时提供有关资料,随意编造患者的家庭地址、身份证号等资料,造成病案材料失真,从而给病案材料的利用带来一定的困难。

(2)反映患者病情变化的医疗记录和护理记录不真 目前,医院每个科室都有专门的电子病案书写模板,且文本复制、粘贴大大提高了病案书写速度,但由于个别医务人员复制、粘贴后不及时认真查看、修改病案,因此造成病案内容千篇一律,出现同一病种患者的病史相同,同一病种在不同时间、不同级别医生的病程记录一致,三级医师查房记录中只有上级医师签名而无实质性内容等现象,甚至出现儿童已婚、男性患者有月经史、诊断部位左右调错等错误。部分医务人员经常忘记在医疗记录和护理记录上签名;为了书写方便,出现同级医师、护士互相冒充对方签名,下级医师、护士代替上级医师、护士签名;在书写过程中出现错误时随意粘贴、涂改等。这些都会严重影响病案内容的客观真实性,易引发医疗纠纷。

4.收集到的材料不准确

(1)书写不规范 病案首页中诊断名称不规范,未按照国际疾病分类第十次修订版编码(ICD-10编码)的要求填写疾病诊断,诊断名称出现简写、中英文混写,如有的医生在病案首页上将诊断名称"冠状动脉粥样硬化性心脏病"写成"冠心病";在病程记录中文字描述不准确,出现错别字、漏字甚至笔误,如"阑"写成"兰";字迹潦草,无法辨认,标点符号不标准;病案内部排序混乱,页码标注错误,等等。

(2)前后内容矛盾 在病案中首页填写的内容与病程记录、检查检验单结果不一致;不同医生之间、医生和护士之间、不同护士之间对同一患者的专科情况、既往史、现病史、病情记录前后不连贯,甚至出现矛盾;医嘱记录内容与实际情况严重脱节,如有抢救医嘱而无抢救记录,输血后病案中却无输血单等。

5.收集材料不及时

(1)归档不及时　根据医院病案收集制度明确规定病案归档时间,如每周二病案科回收上周出院的病案,但部分科室特别是外科系统经常出现迟交病案的情况,造成病案科工作人员不能及时收集到出院病案,从而影响病案整个流程的运作;而匆忙上交的病案通常未加仔细整理、排序、检查及核对,易造成病案资料重复、遗漏、夹错,导致病案不能真实地反映患者的病情。

(2)病程记录不及时　《病历书写基本规范》明确规定了病案中不同内容的书写时限,但在实际书写中,有的医务人员没有养成随时和按时书写的习惯,未能在规定的时间内完成规定的病案内容的书写,如上级医师查房记录、抢救记录等反映患者临时病情变化的记录不全或未作记录;首次病程录没有在患者入院 8 小时内完成。一旦患者及其家属对医疗服务不满意而要求复印病案,医院不能及时提供病案中的相关材料,就会引起医疗纠纷。

(3)签名不及时　医院通常采用计算机办公软件将住院病案打印成文,但打印好的病案不具法律效力,只有医务人员在打印的病案上手工签名后,病案才具有法律效力。但是,由于医务人员习惯在患者出院后集中打印病案,部分医务人员未能及时在病案上手工签名,因此只能依赖到病案科补签名,从而削弱了病案的法律作用。

(二)采取的措施

1.扩大病案回收范围

随着病案利用者的范围扩大,病案利用的需求内容也发生了很大变化,而扩大病案回收范围是满足病案利用者不同需求的有效途径。根据医院的实际情况,尽可能回收医院所有种类的病案(包括门诊病案、急诊病案和住院病案),一般病案回收范围扩大为住院病案、急诊观察室病案、门诊血透室病案、家庭病房病案、特殊病案(如干部病案等)和纠纷病案六大类。

2.完善回收制度,确保病案材料的完整性

随着病案种类和病案数量的逐年增多,原有的病案收集制度已不适应新形势的发展要求,因此应及时完善病案回收制度,形成新的病案制度并严格执行,以确保各类病案能及时、全面回收归档。

(1)建立定期和不定期回收相结合的回收制度　采用增加病案回收次数和明确病案工作人员回收范围的措施,具体说来,每周回收 2 次出院病案和按科室划分病案工作人员的回收范围,以提高病案工作的效率。定期回收能及时打印的病案资料(如病案首页、病程录、护理记录等),不定期回收患者出院后产生的病理报告单、检验单等病案资料和非本院的病案资料(如外院病案资料、患者更名材料、证明资料等)。

(2)建立追踪回收制度 病案工作人员根据病案书写质量标准,认真检查回收的病案,及时发现病案缺项,做好病案缺项的登记工作,并向相关病案书写人员告知缺项内容和上交时限,以便及时将缺项内容补充到病案中。

(3)建立病案联系制度 病案工作人员通过电话、互联网等方式与病房医疗、护理病案质量控制员保持联系,保证回收渠道畅通,并做好医疗记录、护理记录、医技报告单、医保审核表等资料的回收工作,保证病案资料的完整性。

(4)建立主动回收制度 应改变以往病房派专人送交出院病案的被动服务模式,由病案工作人员主动深入临床一线回收病案,以减少出院病案在病房滞留的时间,避免病案材料丢失。

3.严格把关,确保病案材料的真实性

应增强病案工作人员的责任感和法律意识,提高病案工作人员的政治素质和业务素质并运用到工作中。病案工作人员应认真检查回收的出院病案,严格审核病案首页、医疗记录、护理记录等内容的完整性、规范性,把好归档病案首页和病案框架质量关。一旦发现涂改、伪造病案,决不姑息,退回到原病房并要求重写;对于首页空项、漏项和记录不全等缺陷病案,应及时通知各病区补全,做到不合格的病案不归档,以确保病案内容的客观性、真实性。

4.加强培训,确保病案材料的准确性

首先,把好病案质量事前控制关。组织新入职医生、进修医生等各级医务人员学习病案书写规范,使他们牢固树立质量意识和法律意识,培养他们良好的书写习惯,以确保病案资料的准确性。其次,把好病案质量事中控制关。以病案书写规范化、证据化为依据,通过科室质控员交叉检查的方式,及时发现医务人员在实际病案书写中存在的问题,并提出解决问题的方法,以提高病案书写质量。最后,把好病案质量事后控制关。以医院病案质量检查评分表为标准,检查终末病案质量,对于存在的问题,可在每一季度的病案质量控制会议上提出,以促进病案书写规范化。

5.建立病案奖惩制度,确保病案资料的及时性

通过建立激励为主、奖惩结合的病案奖惩制度,引起医务人员对病案书写的重视,以确保病案及时书写和回收。具体流程如下:首先每月由病案科随机抽查各科室的病案书写和回收情况,然后在医院办公网上公示检查情况,最后根据检查结果,医院对病案书写和归档及时的科室予以表扬和奖励,反之予以

批评和扣除奖金,同时将各科室的病案书写和回收情况与科室考核、个人考核挂钩。

附录

某医院病案收集制度

1. 在患者出院后 24 小时内,经管医护人员必须将病案内所有资料整理齐全,主治医师、住院医师、进修医师、实习医师及责任护士在签字完毕后交护士长或放置在规定的存放地点,做好交接手续,任何人不得私藏及私自外借。

2. 在患者出院后 5 天内,主任(副主任)医师、科主任及护士长应完成病案质量检查及签字工作。若科主任外出,则可委托相应水平的主诊医师代为检查及签字;若主任(副主任)医师外出,则可由本组主治医师代为检查及签字。护士长及护理组长外出也同样处理。

3. 在每周二下班前,由各科室护士长负责将上上周六至上周五的病案及时整理、登记;每周三下午病案科负责收集内科系统出院病案;每周五下午病案科负责收集外科系统出院病案;在每月 5 日前应把上个月的出院病案全部送到病案科,每延误 1 天,每份扣罚 50 元,并落实至诊疗组,未设立诊疗组的科室应落实到病区,跨科病案由住院病区护士长负责。因故造成病案遗失的,每份扣罚 2000 元(落实到个人),且由此所造成的不良后果另行处罚,科主任、护士长承担病案迟交和遗失的相应责任。各科室护士长和病案工作人员应认真做好病案的交接工作(书面登记并签字),病案迟交及遗失的责任界定工作原则上由护士长负责。

4. 病案工作人员应经常到各科室检查并督促病区病案的整理情况,对收集到的病案认真做好签收、登记工作,及时催交迟交病案;对有缺陷的病案,及时发出病案质量初查缺陷通知单,限在 48 小时内修正上交,48 小时后上交的,按迟交论处。病案科在每月 15 日前将病案收集情况汇总并报至医务处。

第二节　病案的整理

病案整理指将收集到的各方面的医疗信息资料,按照一定的规则加以有序地编排、整理、装订,且在整理过程中对病案资料的质量进行初步检查,检查病案首页内容填写是否完整、病案资料各个组成部分是否齐全,以确保病案资料客观、真实、完整、连贯、准确,使病案能全面、系统地反映患者疾病的发生、发展和诊疗经过,以便病案管理工作中鉴定、利用等后续环节顺利进行。病案整理上承收集工作,可以检查收集工作的质量;下续鉴定和归档工作,为鉴定和归档创造条件,因此是一个重要的中间环节。病案整理的具体内容包括病案的分类、粘贴、排列、装订、编目、归档,其中排列可以分为病案内资料的排列和病案之间的排列两部分。病案编目可以分为病案内资料的编目和编制病案目录两部分。病案整理的工作流程如下:病案内资料分类→病案内资料排列→病案内资料的编目→病案装订→编制病案目录→病案排列。

首先,需要对病案进行分类。病案通常是按医疗记录、护理记录等资料的来源进行分类的。门(急)诊病案整理的范围是新增的病案记录纸、特殊检查和检验报告单及医疗和护理资料。出院病案整理的范围是病案首页、门诊记录、医疗记录、特殊检查和检验报告单、护理记录、各种证明资料(如各种知情同意书等)、外院病案资料等。

其次,在对病案进行分类后,还要对病案进行排列。病案排列分为病案内资料的排列和病案之间的排列两种情况。病案内资料的排列有按日期、来源和问题排列 3 种方法。病案内资料按日期排列指出院病案资料按产生日期的先后顺序进行排列。病案内资料按来源排列指将来源相同的资料归类在一起,再分别按时间的先后顺序进行排列。病案内容按问题排列指按患者的问题产生先后顺序排列。在发达国家的教学医院中,通常采用按问题排列的方法。目前,我国病案整理普遍使用按来源排列的方法。一般门(急)诊病案按就诊日期排序,以便医务人员、患者随时利用。出院病案的一般排序是住院病案首页、入院记录(包括一般体检单和专科体检单)、首次病程记录、日常病程记录、术前讨论记录、手术同意书、麻醉同意书、麻醉术前访视记录、手术安全核查记录、手术风险记录单、手术清点记录、麻醉记录、手术记录、麻醉术后访视记录、术后谈话记录、术后病程记录、出院记录(死亡记录)、死亡病例讨论记录、告知书、授权委托书、输血治疗知情同意书、特殊检查(特殊治疗)同意书、72 小时谈话记录、诊疗知情同意书、护士签署的知情同意书、会诊记录、病危(重)通知书、病理资料、辅助检查报告单、特殊检查单(包括 B 超、胸片、CT 检查单等)、检验单、体温单、医嘱单、病危(重)患者护理记录、护士健康宣教单等。

再次,在对病案进行分类、排列后,还要对病案进行编目和装订。

病案编目分为病案内资料的编目和编制病案目录两种情况。病案内资料的编目指将病案内资料逐一标注页码,以固定病案内各类资料的排序。病案装订一般采用上装订方式。编制病案目录是编制出院总目录（出院患者总登记本）、死亡患者编目（死亡患者登记本）以及疾病和手术操作分类编目，内容包括出院日期、患者姓名、出院诊断、转归情况等。

最后，在对病案进行装订和编目后，还要进行病案之间的排列。

病案之间的排列是按病案号顺序排列的。病案号即出院病案的住院号，是病案的编号，是病案的唯一标识号码。病案号是为了便于管理病案，采取编码的形式制定的、有一定规律的患者的身份标识号码。分派病案号是对就诊或住院患者所做的第一步工作，在住院登记处采集患者的基本信息时就已开始，是管理住院患者资料最方便、最快捷、最有效的方法。

病案编号系统有系列编号、单一编号和系列单一编号3种系统。系列编号系统指住院患者每次住院或门诊患者每次就诊就给予一个新的病案号，建立的新病案与以前的旧病案分开存放。这种编号系统会导致患者在医院内有多份病案，无法提供患者完整的诊疗和护理内容。单一编号系统指每位患者在首次住院或就诊时，只提供一个病案号，以后患者每次住院或就诊时只使用唯一的病案号，在住院或就诊结束后，将患者每次住院或就诊资料一起存放并归档，这为资料的查找、利用提供了方便，是目前较为常用的方法。系列单一编号是系列编号和单一编号的组合，指将患者上次就诊或住院时的旧病案号并入新病案号，同时在旧病案号的位置上设指引卡，表示病案的最终位置，这种方法既费力，且查找病案又费时。

病案编号的类型有直接数字顺序编号、字母-数字编号（字母和数字组合在一起的编号）、关系编号（部分或全部号码在某种意义上与患者有关）、社会安全编号（主要在美国使用）、家庭编号（由家庭号码和家庭成员号码组成）和冠年编号（由年份和数字号码组成）6种类型。直接数字顺序编号是从0开始依次派号。这种编号操作简单、便捷，被医院广泛应用，系列编号和单一编号都采用这种编号方法。病案编号的分派有集中分派（由病案科负责分派）和分散分派（由病案科将号码同时发放到各登记处）两种方式。在分派过程中，住院收费处的工作人员将患者的病案号、姓名、性别、出生日期及其他资料进行登记，整个分派过程由计算机系统自动记录和控制，以保证号码准确发放，避免号码发放遗漏或重复。号码分派在患者第一次办理入院手续时分派，且由病案科专人负责号码的发放、检查、核对及重号合并的工作。号码分派有手工管理和计算机管理两种方法，因为计算机管理方便、准确，所以目前大多数医院采用计算机管理的方法。

病案管理方式有病案集中管理和病案分散管理两种。病案集中管理有一

号集中制、两号集中制、一号分开制和两号分开制。一号集中制指门诊病案和
住院病案集中在一个编号内,是病案管理中最简捷的方法;两号集中制指住院
病案和门诊病案分别编号,但病案却集中在一种编号内管理,只归档一份病
案;一号分开制指门诊病案与住院病案使用同一个病案号,但分别归档;两号
分开制指门诊病案与住院病案分别编号、各自存放,但仍存放在病案科内。病
案分散管理指病案分散在血透室等病案科以外的特殊治疗部门。

门(急)诊病案和出院病案的整理是一项技术性极强的工作,而不仅仅是
简单的分类、排序、装订,病案管理人员要逐页认真检查患者姓名、病案号和医
务人员签字,检查各项记录是否准确、及时、完整,每种疾病的常规检查和必要
的特殊检查是否齐全,对不符合粘贴要求的报告应重新粘贴,是否有错装病案
内容的情况,以确保病案信息齐全、准确、完整,并负责对病案的框架质量作出
分析、判断和审核。

附录

某医院病案整理制度

1. 在患者入院后,经管医护人员应按病案相关书写要求和时限完成病案
书写及各类检查检验单的粘贴工作,非经管医护人员未经允许不得擅自查阅
和调取在院病案。

2. 在患者出院后,经管医护人员应在 24 小时内整理并粘贴好病案内的所
有资料 ,与医嘱单校对检查、检验项目及次数,对有缺项及书写缺陷的病案及
时进行整改,不得随意抽取、更换、涂改、隐匿病案内的原始资料。

3. 上级医护人员应及时对病案质量进行检查并签字,发现有缺陷的病案
及时通知相关人员整改。护士长应在规定时限内对病案进行排序并上交病
案科。

4. 病案管理人员应严格按病案排列顺序进行整理并装订成册,根据疾病
分类(包括国际疾病分类、手术操作分类、肿瘤 M 码分类及损伤中毒外因分
类)编目原则和要求对整理好的病案进行疾病分类编目,并对病案首页项目检
查校对后实行计算机管理。定期整理打印姓名索引、出院患者一览表,装订成
册,并妥善保管。病案计算机资料每季度复制 2 份,一份由病案科归档,一份
交医院综合档案室备案。

5. 病案管理人员在整理病案的过程中发现病案存在漏项或书写缺陷时,
应及时通知有关医护人员补充、修改,并做好病案资料的修补、粘贴工作。

6.医院质量管理处等相关职能部门应定期检查病案质量等情况,及时通知相关人员修改、补充缺陷病案,并将检查结果交医院人事处备案,检查结果与奖罚、考核、晋升挂钩。

第三节 病案信息处理

病案信息处理指对病案资料内容进行加工、存储。对病案信息进行处理的方式有手工处理和电子处理两种。手工处理病案一般采用手工登记姓名索引、疾病索引等形式,这种方法不仅检索速度慢、信息不全,而且不能深度提炼病案信息。病案资料的电子处理主要根据计算机输入检索条件,如疾病、医师姓名、出院科室等,然后从计算机输出所需病案信息检索数据,从而对这些数据进行统计、分析、比较和监测。

病案资料的电子处理内容包括对病案首页信息的加工和将纸质病案载体转化为电子病案两个方面。目前,国家为了解医疗机构质量管理等情况,非常重视病案首页信息,要求将病案首页信息上传至国家卫生行政部门,并从病案首页信息中提取数据。因此,全国大多数医院的病案科已开展病案首页全部信息的录入以及疾病诊断(ICD-10)和手术操作(ICD-9-CM-3)的编码、存储等工作。病案首页信息反映患者住院期间诊断、治疗、护理等基本信息。病案首页信息录入有利于病案基本信息的提取,但对随访信息、专题信息的检索,目前只有少数医院能够开展。此外,深度提炼病案信息只有在纸质病案转化为电子病案后才能实现。

纸质病案转化为电子病案是未来病案信息管理的方向。纸质病案转化为电子病案的形式有将病案资料存储在缩微胶片、刻录在光盘、存储在计算机硬盘等。在我国,部分医院原来采用缩微方法来保管病案,但缩微方法存在病案信息计算机检索不便,以及缩微制作、存储、使用条件严格和投入资金高等缺点。目前,大多数医院重点开展病案数字化管理和病案电子化管理工作。病案数字化管理一般指对历史纸质病案通过翻拍或扫描的形式存储在计算机中,而病案电子化管理指将住院病历资料数据录入、存储在计算机中并进行处理和利用。目前,国内大多数医院已开展住院病历电子化工作,但真正实现电子病案的医院为数不多。国家卫生计生委规定,电子病历是具有可靠电子签名的电子载体形式。美国、法国等欧美国家在21世纪初开始重视电子病案,并将电子病案列入国家发展规划中。

第四节　病案质量控制

一、病案质量控制的定义

病案的质量控制指通过某些方法发现病案存在的问题,分析问题产生的原因,最终达到解决问题、提高病案书写质量和医疗服务质量、减少缺陷的产生,从而实现提高医院经济效益和社会效益的最终目的。

二、病案质量控制的内容

病案质量控制由病案管理质量控制和病案内容质量控制组成。

（一）病案管理质量控制

病案管理质量控制指检查、评价病案信息管理各个环节的工作内容与岗位职责的完成情况和完成质量,并加以反馈和改进。

病案管理质量控制的内容包括病案记录的缺项检查、装订工作质量、编码工作质量、归档工作质量、供应工作质量、病案示踪系统质量、病案复印工作质量、医疗统计工作质量、门诊病案工作质量检查等。病案管理质量评估指标包括:病案建重率＜0.3％、病案登记信息正确率为100％、出院病案回收率为100％、疾病分类编码和手术操作名称编码正确率≥95％、病案归档正确率为100％、出入院报表24小时回收率为100％、各类医学报表准确率为100％、门诊病案当日回收率≥95％等。

病案管理质量控制由具有专业疾病分类编码资质和掌握专业病案信息技能的人员来完成。在病案科内实行分组管理模式,分为统计组、整理组、质控组、编码组和复印组5组,明确每个人的分工,使病案管理每个流程的工作质量与每位病案工作人员的岗位内容相关联,以减少工作中的差错,提高整体病案管理质量。

（二）病案内容质量控制

病案内容质量控制指通过检查病案书写格式和医疗合理性等来控制病案的内在质量。病案书写质量按照2010年卫生部颁布的《病历书写基本规范》《电子病历基本规范（试行）》对病历书写的客观性、真实性、准确性、及时性、完整性等方面进行控制。病案内容质量控制由病房质量控制小组、医务部或质量管理科、病案终末质量控制小组和病案质量管理委员会形成四级质量管理体系,其中病房质量控制小组和医务部或质量管理科属于环节质量控制,病案终末质量控制小组和病案质量管理委员会属于终末质量监控。病房质量控制小组由科主任、护士长、病房病历质控员和经管住院医生组成。病案终末质量控制小组一般由医务部或质量管理科专职病历质量检查医师和质量检查护士组成,质量检查医师和质量检查护士一般由高年资的医师和护士担任。病案内容质量控制的范围包括运行病历和出院病案的质量控制,其中病房质量控制小组和医务部或质量管理科负责住院病历的质量控制,病案终末质量控制小组负责出院病历的质量控制。

临床路径指根据循证医学证据和临床诊疗指南,由医生、护士及相关人员共同对某一特定的诊断或手术制订有序的诊疗和护理计划,并使患者全部的住院诊治过程按此计划执行,从而达到促进患者康复、减少医疗资源浪费的目的。病案质量控制可以通过病历记录来有效控制临床路径的完成情况,分析变异因素,并使之不断完善。病案内容质量控制的方法有全面质量管理(PDCA 循环法)、零缺陷管理、ISO9000 等,其中全面质量管理在病案内容质量控制中得到了广泛应用,并取得了良好的效果。全面质量管理的内容包括制定标准、执行标准、检查执行情况和反馈四个阶段。病案内容质量控制需要具有良好医学背景的人员来完成。早期的病案质量控制是通过对医师资格的认证和通过同行检查的方式来实施的,现在是通过对设备及工作方法的标准化来获得保障的。目前病案的质量控制重点是运行在院病历质量控制。未来病案内容质量控制将有新的管理方法,如同行医师病案记录自我审查等。

附录 1

病案书写质量管理实施方法

为了提高病案质量,确保病案信息的齐、全、准,保障病案管理的顺利进行,特制定以下实施办法。

1.建章立制

根据 2010 年卫生部颁布的《病历书写基本规范》建立医院病案质量检查标准,制定《病案质量管理制度》,规定病案书写要求、内容、格式、时限,做到疾病诊断标准化[疾病诊断根据国际疾病分类(ICD-10)标准填写]、首页格式标准化(病案首页根据国家统一表格样式制定)和病案内容标准化(医师根据常见病种书写模块撰写病历），使医务人员在书写病案时有统一的标准。

2.开展病案书写质量培训

组织新入职临床医师和进修医师、实习医师参加《病历书写基本规范》《医院病案质量检查标准》《中华人民共和国执业医师法》《医疗事故处理条例》《医疗机构病历管理规定》等内容培训，帮助他们熟悉病案相关的书写要求和法律知识，认识到客观、真实、规范书写病案的重要性，自觉按照《病历书写基本规范》的要求书写病案。

3.健全病案三级质量控制网络和质量奖惩制度

建立自控（病案书写医师和经管护士控制）、科控（由科主任、护士长、质控医师、质控护士、总住院医师组成的科室质控小组控制）和院控（由病案科、质量管理科、感染管理科等医院职能部门和病案质量管理委员会控制）三级质量管理模式。在病案质量控制中，重点加强病案一级和二级的环节质控；在环节质控中，运用计算机网络加强运行病历的全程监控，确保运行病历书写质量。同时，健全病案质量奖惩制度，建立病案质量与科室综合考核指标关联机制，使病案质量控制职责落实到人。

附录 2

某医院病案终末质量检查制度

1.按照 2010 年卫生部颁布的《病历书写基本规范》和医院制定的《住院病历质量检查评分表》规定的标准，对归档病历进行质量控制。

2.在病案检查时发现重要医疗文件缺失或重要内容错误，应通知主管医师或护士修改。

3.对每月质控的归档病历进行登记汇总，登记病历基本信息和病历检查情况，上报医务部并反馈至各临床科室。

4.定期分析病历质量检查情况，将工作报告和建议反馈至医务部，促进出院病案质量持续改进。

附录3

某医院 PDCA 循环法在病案管理流程中的应用

当今社会已进入信息时代,病案科在现代信息技术的推动下,其组织结构、服务对象及用户需求都发生了很大的变化,为了适应社会、患者、医院对病案更新、更深、更全的需求,必须创新原有的病案管理模式。PDCA 循环法是由美国戴明博士在 20 世纪中期提出的一种较为科学的方法,即 P(plan,计划)、D(do,执行)、C(check,检查)和 A(act,处理)四个步骤组成全面质量管理。在病案管理中运用先进的 PDCA 循环法,规范、完善原有的管理模式,形成一套新的管理模式,以全面提高病案科的工作质量、工作效率和患者满意度,并取得了良好的效果。

一、PDCA 循环法在病案管理中的应用

(一)计划阶段

分析现状,找出问题,确定方针和目标,制订计划。

1. 查找问题及原因分析

病案科与质控处、信息处一起研究病案科目前的工作情况,找出影响病案管理质量提高的主要问题,分析问题产生的各种原因或因素,找出制约病案管理效率提高的主要因素。病案科在质控处的领导下开展病案回收、整理、信息处理、质量控制、鉴定和归档、保管、统计、利用等工作,形成一个从病案收集开始到病案利用结束较为系统的病案工作流程。在病案管理流程运行中,主要存在以下四个方面的问题。

(1)病案收集范围和方式墨守成规 通过对病案管理的收集环节检查发现,出院病案还是沿用原来的归档范围(指患者在住院诊断治疗中形成的全部病案资料),而其他医院的各类检查报告单和患者外出请假条、更名资料、外伤证明等内容却没能及时回收。社会和患者对观察室病案、血透室病案、干部病案的利用增加,原有的收集范围(包括出院病案和家庭病房病案)已无法满足需求,急需将观察室病案、血透室病案、干部病案列入收集范围,但是由于人力和物力方面的限制,因此目前还没有实施。另外,病案仍采用由各病房派专人定期送到病案科的被动收集方式,易造成病历收集环节延误而影响病案管理后一环节的工作。同时,在病案管理系统使用中发现病案收集功能不全面,只能查询回收病案名称,无法查询患者详细的首页信息。

(2)病案利用功能不细致 病案查询、借阅、检索和复印组成了病案利用的内容。在查询或检索患者信息时,只能提供患者住院号、姓名、医疗组等简单信息,不能提供病案首页中疾病诊断、手术情况、住院费用等所有信息,易导致查错病案或查询到不全病案。在病案借阅工作中,只能在计算机系统中手工逐份录入病案号和借阅时间,没有审核、自动设定归还时间、删除错误记录、继续借阅等功能,这样易导致工作人员发生错误,从而增加借阅工作量。随着病案利用走向社会,病案需求不断增加,病案复印虽采用计算机管理,但仍处于初级阶段,导致查询时间过长或查询不到病案,这为医疗纠纷埋下了极大的隐患。

(3)病案质量管理意识不强　一方面,因为部分医护人员缺少对病案质量重要性的认识,所以导致出现病案书写不规范的现象,如病案首页缺项、下级医师代上级医师签名、疾病诊断填写不规范和出院病案排序混乱等,严重影响了病案质量。另一方面,因为部分病案工作人员自身缺乏 PDCA 循环法等理论知识,导致质量管理意识淡薄,参与管理意愿不强,认为质量管理是相关部门的职责。这些都影响了病案管理的质量,降低了病案科工作的效率。

(4)病案管理环节不全　病案管理包括病案回收、病案整理、病案首页录入和检索、病案保管、病案统计、病案利用等环节,其中病案整理指病案缺项检查、排序和装订,病案首页录入和检索指病案首页录入、疾病诊断和手术操作编目、存储、检索。这些环节呈一直线结构,无法形成 PDCA 管理和环状结构,而不能形成质量保证环的原因是缺少一个重要环节——病案利用情况反馈。

2. 采取措施

针对以上问题,在原有的病案管理制度基础上,以《浙江省综合医院等级评审标准》中病案检查项目考核标准为依据,制定《血透室病案管理制度》《病案质量管理制度》《病案复印制度》《病案追踪管理制度》,完善《病案回收制度》《病案缺项检查制度》《病案利用制度》,拟定病案质量控制计划、住院病历质量评分标准,以及制定病案管理环节改进方案等。

(二)执行阶段

按照计划的内容组织实施,并将任务落实到位。

1. 扩大病案收集范围,改变病案收集方式

医院要紧密结合社会和患者的需求,拓宽病案收集范围,如将对患者诊断治疗有帮助的门诊及其他医院的各类检查报告单等资料列入出院病案归档范围,将观察室病案、血透室病案、干部病案纳入病案室收集范围。为了缩减病案在病房滞留的时间,病案科可将病案收集工作前移,由病案管理人员每周 2 次定期到病房收集病历,以提高病案的回收率。同时,运用信息化手段定期或

不定期升级病案管理系统。在病案收集功能中新增日期、医疗组等模式进行回收登记,缩小搜索范围,提高病案回收的工作效率。另外,在病案收集中增加检查功能键,计算机系统会自动统计回收、未回收病案及显示病案基本信息,并在未回收病案的住院号前设置红色标志以示区别,从而提高病案回收工作的准确率。

2.进一步完善病案利用功能

重视病案利用功能的开发和完善。在信息处的支持和配合下,在病案利用查询模块中设置双击病案号显示患者详细信息(包括病案首页所有内容)来确认查询结果是否正确。病案借阅功能中新增审核、继借、删除、借阅时限、统计功能键,避免手工录入而造成数据错误,从而实现对病案的准确管理。在病案复印信息化管理功能中,细化病案复印信息检索、及时追踪病案复印信息等功能,以满足复印需求,缩短病案申请人等待的时间,降低医患矛盾的发生风险。

3.组织医务人员培训,不断提高病案管理质量

一方面,组织各科室医务人员学习《病历书写基本规范》《医疗机构病历管理规定》《医疗事故处理条例》《住院病历质量评分标准》《出院病历排列顺序》等与病案有关的法律法规和书写规范。由病案质量管理委员会、质量控制处、科主任、质控组组长、经管医师和经管护士组成质量控制网络,并明确各个质控环节职责,发挥各级质量监督、检查作用。另一方面,重视病案工作人员的教育。既要动员全体病案工作人员参加 PDCA 循环管理,又要对病案工作人员,特别是非病案管理专业的病案工作人员进行培训。通过科内学习、医院互相交流、省内业务知识培训等多种形式的学习,使他们系统地了解病案管理、服务质量、医学知识等内容,从而在思想上重视病案管理质量,并将理论知识和操作技能运用到病案管理的实际工作中,严格实现病案标准化管理。

4.增加病案利用信息反馈环节

采用在原有病案管理系统中加入病案追踪管理模块,在医院办公网中增设病案利用信息建议栏,在医院复印窗口张贴病案复印流程图等多种方法,及时反馈医院、患者和社会对病案利用的建议,积极听取和解决他们在病案利用中存在的意见和问题。

(三)检查阶段

检查执行阶段所采取的措施,找出在运行中出现的新问题,便于进一步改进。实践证明,完善病案收集、利用及增加病案追踪管理系统功能,可以大大减少重复劳动,缩短病案回收和病案查询、借阅与利用的时间,提高病

案供应速度和病案科工作效率,最大限度地开发病案信息资源,更好地满足医院、患者和社会三方的需求,降低医疗纠纷的发生风险,显著提高病案管理的整体质量。但在检查阶段我们发现一个关键问题:目前涉及病案管理内容的系统有三个——旧病案管理系统、新病案管理系统和病案质量检查系统,这三个系统的功能不仅独有而且相互补充,因此病案管理人员在工作中需要在三个窗口之间反复切换,这样易产生错误。这个问题将在下一个PDCA循环中予以解决。

(四)处理阶段

根据检查结果确定哪些经验需要总结并作为标准和制度,哪些教训需要吸取并提出改进措施,以在下一个PDCA循环中进行检验。运用现代化技术手段和人性化服务方式修改和完善原有病案管理流程,同时增加病案追踪管理和修改病案收集、录入、整理、信息处理、借阅、复印等一系列技术标准及管理制度并遵循,且作为工作质量考核的依据。对于在PDCA循环中产生的新问题,最理想的解决方案是将旧的病案管理系统、新的病案管理系统、病案质量检查登记系统整合为一个病案管理系统,以方便病案管理人员使用。而新流程的实施还需要取得信息处的支持和配合。

三、体 会

PDCA循环法是一种科学化、规范化和标准化的全面质量管理方法,它使病案管理工作更具系统性、有效性和先进性。它在对医务人员严格要求的同时,也对病案管理人员的业务水平提出了更高的要求。病案管理人员在实际工作中应坚持利用PDCA循环法,并在临床、医技科室和信息处工作人员的支持和配合下,充分利用管理技术、信息技术、科学方法等现代化技术手段,不断摸索、持续改进病案管理全过程,实现对病案管理全过程的有效控制,不断提高病案服务质量、工作效率及病案工作人员的业务素质和管理能力。

第五节　病案的鉴定和归档

一、病案的鉴定

随着医院规模的不断扩大和现代医学技术的快速发展,出院病案数量显著增加,有限的病案库房不能存贮日益增长的出院病案,病案存贮空间不足已成为病案管理者目前亟须解决的难题。如果对所有病案仍都采用相同的管理模式,那么不仅无法解决病案存贮的问题,而且势必会降低病案工作的效率和管理的质量。而对病案进行鉴定是解决当前病案管理问题的一项有效措施。

病案鉴定指根据一定的标准和方法来评价和预测出院病案的价值,给予病案相应的管理等级,并按级别确定病案的保管方式和保管期限。病案的鉴定是实施病案科学化、系统化管理的新方法。

(一)病案鉴定的意义

1. 病案日益增长的存贮需要

现代医学技术的快速发展和医疗水平的显著提高使得医院的医疗业务不断增长,而开放床位数增长和平均住院日缩短以及病案信息内容的不断丰富则使出院病案与日俱增。有限的病案库房无法容纳日益增加的病案,从而严重影响病案管理工作的有效开展。因此,根据病案具有的利用价值,从社会、医院和患者对病案利用的角度出发,对病案进行分级、分类管理,并提供不同的分类、检索方法和不同的保管、利用方式,这样既能解决病案存贮问题,又能确保病案资料的真、全、准,特别是保护患者的隐私。

2. 病案精练的需要

病案是医院重要的医疗业务档案之一。医院对病案的利用程度、利用数量在所有医院档案利用中居于首位,但是具体到每一份病案,由于其内涵不同、形成过程和形成时间不同,因此病案的利用价值就会显著不同,有些相对大一点,有些相对小一点,有些具有远期价值,有些具有近期价值。通过分级管理将病案去粗取精,向精练转化,从而达到有效利用病案信息资源的目的。

3. 病案科学管理的需要

采取病案缩微和数字化翻拍、存储等现代化管理技术手段,可以从根本上解决病案存贮空间不足的问题。但是,病案缩微和数字化翻拍、存储等现代化管理技术需要持续投入大量资金,一般医院难以支撑。因此,对病案采取鉴定的方法不失为一种简便、有效和经济的科学管理方法。

(二)采取的标准

1. 价值标准

价值标准是病案鉴定工作的基础。病案价值分为近期价值和远期价值。近期价值表现为病案对医院的短期价值,具体体现为临床、科研和教学、行政管理、财务、保险、法律等方面的价值。远期价值是伤残鉴定、医疗纠纷、法律案件、交通事故等方面的使用价值,分为证据性价值和情报性价值两种。对病案价值进行判定,往往需要采用不同的鉴定标准,多方位地审视病案本身,单一鉴定标准往往无法准确判定病案的真正价值。

2.内容标准

内容标准是病案鉴定工作的核心内容。内容标准强调病案内容的重要性、唯一性和时效性。病案记载了患者疾病发生、发展、检查和治愈的过程,这些事实本身的重要程度直接影响着病案的价值。在分析病案内容时,着重分析病案内容的重要程度,如是危重病情,还是一般病情;是特殊病种,还是普通病种;是新的流行病和传染病,还是原来就有的疾病;是有效时间内的,还是失去时效的;是科研示范教学病例,还是非科研示范教学病例。

3.利用标准

利用标准是病案鉴定工作的终极目的,包括病案需求方向、病案需求范围和病案需求时间等内容。病案需求方向指病案利用者需要哪些类型病案或哪些内容病案的趋向性。2002年国务院颁布的《医疗事故处理条例》明确规定,患者有复印和复制病案的权利,病案需求范围可扩大到社会、患者和医院三方。需求时期、需求目的、文化程度等因素决定了病案利用者对病案的需求存在很大差异,因此在鉴定病案的取舍和保管期限时,应客观地站在医院、社会和患者总需求的高度,考虑社会、患者和医院对病案的潜在要求和需求趋势。

4.技术性标准

技术性标准是病案鉴定实际工作中依据的具体标准,主要有病案保管期限表、病案鉴定工作制度等。

病案保管期限表根据《中华人民共和国档案法》和国家档案局《机关文件材料归档范围和文书档案保管期限规定》编制。《机关文件材料归档范围和文书档案保管期限规定》提到的机关文书档案相关规定,是病案科鉴定病案保存价值、确定病案保管期限的依据和标准。

病案鉴定工作制度包含病案鉴定工作的组织机构、参照文件、执行标准等。病案鉴定工作制度可以提高病案鉴定工作的质量,保证病案的鉴定工作在领导的督导下有序进行。首先,成立病案鉴定工作领导小组,督导病案鉴定工作的全过程;其次,根据病案保管期限表鉴定各类病案价值,并将鉴定结果填写入册,做好必要的情况注释;对已经超过保管期、失去保存价值的病案,应编造清册,经上级档案行政主管部门和医院经管领导核批签字后,指定销毁人和监销人负责销毁,并在销毁清册上注明销毁时间、地点及签名认定,然后将清册归档。

（三）实施的方法

根据病案在医疗、科研、教学、医院管理、统计及疾病预防、社区服务、伤残鉴定等方面的作用将病案分为三级，即将保管期限分为永久、30年和10年进行分级管理。在病案的分级管理中，认真执行病案分级管理标准，一般每年整理一次病案，重点加强对有价值病案的管理，解决病案管理中数量和容量之间的矛盾，进而深入开发和挖掘病案的利用价值。

1.一级病案

一级病案包括：对人们的健康影响较大病种（一般前五位）的病案；反映本院医疗科研阶段性重要进展的重点病例病案，尤其是重点填补院内或省内及国内医疗空白的特殊病案；典型（包括疑难及稀有病历）示范教学病案；涉及重大医疗纠纷及法律纠纷的病案；流行性和突发性传染性疾病（如SARS，H7N9流感等疾病）病案；名人病案、与历史重大事件相关的病案，如爱心病房（如汶川地震患者）病案；具有远期利用价值的病案，如分娩病案和死亡病案等。具体而言，肿瘤、心脑血管疾病、医疗和工伤事故、政府部门（如公安、司法部门）调查、伤残鉴定等病案都属于一级病案。一级病案是利用价值最高、利用数量最多的病案，是病案鉴定的主要部分，因此要认真做好一级病案的保存工作，既要永久保存病案原件，存放在设施较好的一级库房，按病案号排列，有利于查找和借阅，并做好库房的防火、防潮等保护工作；又要做好病案首页信息录入、存储工作，并将病案缩微、扫描内容、电子病案备份到光盘等存储介质上。

2.二级病案

二级病案是指常见的、对健康有影响的病案，包括：新开展的技术、项目病案；疾病预防控制中心调查的慢病种等病案；单病种、临床路径管理病案等。二级病案较一级病案管理要求低，但数量占病案管理的绝大多数，是病案分级管理的主要部分，保存方式为长期保存，至少30年以上，需要另设非活动性病案库房存放。病案首页存储于计算机系统，病案原件采用缩微、扫描处理或经电子病案备份，原件达到30年保存期限后可以销毁。

3.三级病案

三级病案是指部分常见疾病、对健康影响不大、治疗技术已经成熟、非疾病的病案和具有近期价值的病案。三级病案只需进行数量统计、医疗质量分析、医院工作效率评价和医院各科室工作人员人数及其比例情况统计等工作。一般外伤、人工流产、体格检查、单纯性阑尾炎、经多次化疗或放疗的肿瘤等病案，住院时间短的病案，入院后未经治疗即自动出院、转院及因其他原因而离院的病案都属于三级病案。三级病案的保存方式为短期保存，一般为10年，

10 年以后可以打捆存放,达到 30 年可以销毁。

二、病案的归档

(一)病案归档的定义

病案经过鉴定之后,即可进行病案的归档工作。病案归档的目的是能迅速、方便地查询和检索病案。由此可见,病案归档是将病案根据一定的方法系统地按病案号或病案标识号进行排列、上架的过程。病案归档系统是病案归档具体操作或实施的方法。

(二)病案归档的方法

目前,我国医院有按姓名排列归档、按户口归档、按号码排列归档和按病案号的色标编码归档四种归档系统。

按姓名排列归档系统指将病案按患者姓名首字的汉语拼音或英文字母的顺序排列,这种方法适用于患者数量很少的医院。

按户口归档系统指将病案按户主居住的门牌号存放在病案架上,病案架按街道(社区)、里弄(胡同)、居民住宅楼做好标志,这种方法适用于社区保健机构。

按号码排列归档系统有按数字顺序号归档法(按数字自然顺序排列归档)、按尾号归档法(将 6 位数的病案号分为三部分,号码的中间 2 个数字称为中间号,最左边的 2 个数字称为查找号,最右边的 2 个数字称为尾号,归档时将尾号相同的放在一起,再将中间号相同的挑出来,按查找号顺序大小排列)、按尾号切口病案排列归档法、按中间号归档法和按上架号归档法。一般较大的综合性医院会同时采用按尾号归档法和按数字顺序号归档法。按尾号归档法常用于活动性病案,而按数字顺序号归档法则用于不活动性病案。目前较为方便、使用较多的方法是按上架号归档法。上架号归档法是指给予每份病案一个条形码,条形码由字母与数字组合而成,并按条形码顺序进行排列的一种方法。对于采用一号集中制的病案,不同住院患者给予不同的上架号,病案按上架号进行归档。

病案号色标编码指在病案袋上印刷不同的颜色来辨别病案号码,一般以100 份病案为一种颜色。使用色标编码较按尾号或中间号排列归档病案更方便。目前我国医院常采用彩色色标编码法和单色色标编码法对病案进行归档。彩色色标编码法有尾号色标编码法和中间号色标编码法、顺序号色标编码法。尾号色标编码法和中间号色标编码法指在病案夹边缘的不同位置用10 种颜色分别表示0~9这 9 个数字,以一种或两种颜色的色标用于表示尾号归档中的一级号或中间号，或中间号排列归档中的一级号。顺序号色标编码法指将不同的颜色标志固定在病案袋右上角，每 1000 个号码更换一种颜色。单色色标编码法指在病案袋右边的不同位置印上黑线，从上至下分为 7 个档次，每个档次为 1000 份病案，当号码发展到第 8 个 1000 时，黑线的位置又返回到第一档次。病案归档工作人员要认真核对号码，防止发生归档错误，并保持病案排放整齐，及时修补破损的病案袋。

第六节　病案的保管

一、病案保管的方法

病案保管需要采用科学的管理方法（如科学的病案排列系统、病案示踪系统等）和管理制度（如病案借阅、防火等安全制度）。病案排列系统有住院号排列系统、尾号排列系统等。

二、病案保管时间和保管要求

1994 年卫生部第 35 号令关于《医疗机构管理条例实施细则》中对病案保留做了明确规定："医疗机构的门诊病案保存期不得少于 15 年，住院病案保存期不得少于 30 年。"IFHRO 在编写的教程中规定：①法律可强制病案保留 30 年。②有些病案（如新生儿病案、精神患者的病案等）必须要保留更长时间。病案可区分为活动性与不活动性并分别给予对待和保存。具体做法如下：首先确定活动病案在病案架上的保存时间，保存时间根据各医院病案的使用频率和储存空间决定。活动病案放到第一病案库，超过这一时间的病案将其作为非活动病案放到第二病案库，如这期间患者又来就诊，其病案就被看作是"复活的"病案，并将病案重新放到活动性病案架上。确定活动病案和不活动病案须经过院领导与病案委员会、病案管理人员、临床医务人员共同讨论决定。病案库房建造坚持适用、经济、美观原则，要做到防火、防水与防潮、防尘、防虫、防光、恒温、恒湿、防有害微生物，一般病案库房温度标准为 14～24℃，相对湿度为 45%～60%。此外，还应做好缩微胶片和光盘病案的保护工作，定期检查胶片和光盘，避免光照，保持恒温和恒湿，且光盘要远离磁场。门（急）诊病案的保管与住院病案保管的要求一致，一方面确保病案实体完好无损；另一方面要妥善保管病案信息资料，防止泄露或窃取。

附录

某医院病案保管制度

1. 医院病案原则上应长期保管，未经批准不得擅自销毁处理。上架利用病案应保存 30 年以上，未上架病案也应统一编号，整齐包扎，妥善保管。

2. 出院病案经整理装订后，应在病案阅览室存放 2 个月，以方便各类质量、收费检查，除本院相关质控部门、价格和医保部门及病案管理人员外，未经允许不得进入病案阅览室。医护人员允许检查所经管病案，不得随意翻阅其他病案。

3. 每月 20 日前，病案管理人员应把前一个月的病案按顺序整理好，并在逐项填写病案袋封面后入袋；按普通病案、死亡病案、急诊病案、特殊病案及家庭病案分门别类归入病历档案密集架。

4. 每半年对库房归档病案进行一次系统性的检查与整理，更换破损的病案袋，及时归档外借返回病案。

5. 非病案管理人员未经允许不得进入病案库房，每日上下班均应对库房门窗进行一次安全检查。库房内应保持清洁，严禁吸烟。

6. 每月对库存病案进行二次紫外线消毒。库房内注意通风，切实做好防潮与防水、防火、防虫、防尘、防不适宜的温湿度、防盗工作。

7. 将扫描后的病历打包编号，清点登记，再由外包公司派专人专车搬运存储。

第七节 病案的统计

一、医院统计工作的定义和范围

医院统计工作是指收集反映医院各部门工作情况的原始资料或信息，并加以整理、分析和反馈等一系列工作的全过程。随着社会的不断发展，医院统计工作成为既具有行政管理职能又具有技术职能的岗位，亦成为医院科学管理的重要工具，为医院领导、各级行政管理职能部门、临床科室组织、协调、指挥、监控、决策、医疗、科研教学等工作提供重要的统计依据。医院统计包括医院管理统计和医疗业务统计。医院管理统计包括人员统计、设备统计、资源消耗统计、经济管理统计和教学科研统计等。医疗业务统计包括门(急)诊统计、住院工作统计、医技科室统计和预防保健统计等。医院统计的核心是医疗业务统计。本节主要阐述医疗业务统计方面的内容。

二、医院统计的过程

医院统计过程分为统计设计、收集资料、整理资料和统计分析四个阶段，其中收集资料和整理资料是统计过程中最基础、最重要的阶段。

(一)统计设计

统计设计是医院统计的第一步。统计工作人员根据统计工作任务和工作要求，结合医院实际，设计统计工作流程、内容、目标和临床等相关科室需要做的具体事项。这是做好统计工作的前提。

(二)收集资料

医院统计工作中主要收集的原始资料有病案、各种统计报表和专题调查资料等，且主要通过病案统计管理系统自动采集和生成统计资料、临床和医技等科室指定人员通过计算机系统上报按各种统计资料、上门收集各种原始纸质统计资料三种方式收集资料。

(三)整理资料

统计资料整理的内容主要包括资料审核、统计分组和统计汇总。对原始资料的审核主要从资料的准确性、完整性和及时性这三个方面开展。原始资料按资料类型可分为计数资料、等级资料和计量资料，按分组标志的多少可分为简单分组和复合分组。统计汇总有手工汇总和计算机汇总两种。

(四)统计分析

医院统计工作的最后步骤是统计分析。

1. 统计分析的内容和形式

通过对统计资料的分类、加工、分析，以发挥统计资料在医院临床、科研和教学、领导决策、医院管理等方面的重要作用。统计工作人员从调查分析事物之间的联系(如从内科门诊人数、病房床位数来分析内科工作状况等)、内部构成(如从医院工作人员的构成来分析人员构成是否合理)、均值、医院服务规模等发展动态、统计计划指标执行情况、统计指标综合分析六个方面对统计资料进行统计分析。统计分析根据时间分为定期统计分析和不定期统计分析。定期统计分析一般包括月统计分析、季度统计分析、半年统计分析及全年统计分析，不定期统计分析针对某一情况做某一专题的统计分析。统计分析根据反馈给医院领导、全院各科室的内容可分为专题分析、统计简报、统计年报汇编等形式的统计信息。

2.医院统计分析的组成

医院统计的指标分析有单项指标分析和工作效益的综合分析。

(1)单项指标分析包括医院工作质量分析、医院工作效率分析、医院各类工作人员数量及其比例情况分析(如从医护人员与床位数分析工作人员的工作量等)。医院工作质量分析包括诊断质量分析(如分析临床入出院诊断符合率,以反映诊断正确情况等)和治疗质量分析(如治愈率、抢救成功率等)等。医院工作效率分析包括床位利用情况分析(如从实际床位使用率、床位周转次数、平均住院日来分析医院现有的医疗资源和技术优势等)、工作量及其比例情况分析(如分析住院、门诊、医技科室比例情况,以反映医院人力、物力和技术效果的发挥情况)等。

(2)医院工作效益的综合评价是通过建立医院工作评价指标体系来测量统计结果并加以排序比较和综合评价的过程,是对医院全面、客观的认识。综合评价可以综合分析医院某一方面工作的数量,还可以综合评价不同医院的相同工作内容。

三、医院统计指标的内容

目前,医院主要的统计指标有门诊统计、住院统计、急救医疗统计、医疗质量统计、医技统计、手术统计和疾病分类统计等。

(1)门诊统计指标有绝对指标、相对指标和平均指标。绝对指标有门诊人次、急诊人次、观察室患者人次等。相对指标和平均指标有每日平均门诊人次、门诊人次分科构成比等。

(2)住院统计指标有住院患者动态统计指标(期初留院人数、期内出院人数、转院人数、平均每日住院人数、住院患者转院率等)、治疗效果统计指标(治愈人数、治愈率、好转人数、好转率等)、病床使用统计指标(平均开放病床数、平均病床工作日、病床使用率、平均病床周转次数、出院者平均住院日等)等。

(3)急救医疗统计指标有急诊统计指标(日平均急诊人次数、急诊率、急诊住院率、留诊观察住院率等)和危重患者抢救统计指标(抢救成功次数、出院患者抢救率等)。

(4)医疗质量统计指标有门诊诊断与出院诊断符合率、入院三日确诊率、治愈率、治愈患者平均住院天数、护理质量合格率、医疗差错发生率、医院感染发病率等。

（5）手术统计指标有门诊手术率、住院手术率、无菌手术切口甲级愈合率、无菌手术切口感染率、手术并发症发生率等。

（6）医技统计指标有处方书写合格率、门诊平均每日检验件数、输血反应率、检查阳性率、尸检率、理疗有效率、常规器械消毒合格率等。

（7）疾病分类统计指标有某病发病率、某病患病率、某病死亡率、某病病死率、生存率等。

附录

某医院统计制度

1.门诊、医技、病房认真、准确、清晰填写《门诊工作日志》《医技科室工作登记》《病室工作日志》等各种医疗登记表，并妥善保管。

2.根据上级规定，及时做好各级各类统计报表，并核对准确、完整，经院领导审核签字后按时上报。同时在规定时限内做好卫生统计表数据、中医药监测数据、财务科综合改革监测表等网络直报工作。

3.根据各类统计指标定期进行医疗工作效率和医疗质量的统计分析，并撰写成文并提供给院领导，为院领导决策提供信息资料。

4.负责指导、监督、检查临床、医技等各科室医疗登记、报表和统计工作。

5.负责医院各种医疗业务统计资料的收集登记、整理、分类、归档和保管工作。

第八节 病案的利用

一、病案利用的含义和目的

病案是医院重要的信息资源之一，病案管理工作的最终目的是病案信息的开发利用。病案信息资源的利用是指病案科根据医院、社会和患者的需求，将病案科的病案信息通过查找、筛选、加工、编辑等手段变为动态信息，并通过一定方法传播给利用者并被利用者接受的过程。病案利用工作的主体是病案工作人员，病案利用的客体是医务人员、医院管理人员、公安部门、司法部门、医疗保险机构、疾病预防控制中心、患者及家属等。

病案利用的范围是门诊病案、急诊病案和住院病案。病案利用的载体有纸质、电子(采用数据库形式)、缩微胶片、硬盘、光盘等。病案信息资源有原始性、分散性等特点,病案工作人员只有通过姓名、疾病、住院号等多种检索工具,才能准确、及时地提供病案利用者所需的病案信息。病案利用工作的目的是最大限度地满足社会、医院和患者的病案信息需求。

二、病案利用的途径和方式

病案利用的途径是指病案科满足病案利用者需求的基本工作形式。病案利用的途径按开发利用工作的对象区分为提供病案原件、提供病案复印件和提供病案信息加工品(如基础数字汇集、专题概要等)三种;按开发利用工作的渠道区分为病案网上查询、病案室查阅和病案展览(院内)三种。病案网上查询改变了病案利用工作的途径,医务人员只要通过住院电子病案系统就可以查找到住院患者的资料,无须到病案科查阅病案,这既为医务人员查阅病案提供了便利,也可以减少病案人员的工作量,同时可以提高病案工作的效率。

病案信息资源利用的方式指病案科为满足病案利用者的需求而采取的各种具体方法。病案利用的方式主要有病案查询、检索、借阅、复印、证明、咨询等。

三、病案利用的内容和手段

病案利用的工作流程包括病案的查找、登记、运送、回收、整理、粘贴、检查、检验和归档。病案利用的内容主要有挂号信息、患者首页信息、患者检查信息、患者用药信息、患者费用信息等。利用挂号信息可以分析预测医院门诊量和专科门诊量的趋势,分析门诊专家的出诊规律,研究门诊疾病谱。利用患者用药信息可以预测医院药品需求,监测抗生素使用情况,分析专科用药情况。利用病案首页信息可以研究住院患者的基本结构、疾病谱、手术分级、医疗质量和效率。利用患者费用信息可以分析医院经营状况、医保费用、单病种费用等。病案利用的手段有医院数据挖掘、计算机技术、统计软件学等。医院数据挖掘的流程包括定义问题、数据准备、设计模型、数据分析、结果解释及结果应用。

四、病案利用工作的要求

(一)病案本单位利用的要求

在病案利用中,除医院临床、科研、教学、医院管理需要可以借出病案科外,病案复印、查询、借阅等一律在病案科内;在病案借阅中,由专人负责病案借阅工作并严格执行借阅制度,借出的病案严格按照规章制度办理借阅手续,限制一次借阅数量,借阅较大数量需经病案科主任同意,然后预约并分批办理借阅手续;在病案供应和归还中,做好病案利用登记、计算机自动示踪系统(包括病案借阅登记、追踪和病案科出院登记、库房管理、中转工作站登记、病案催还等病案内部流通功能)、病案归档导卡等病案追踪措施和归还病案登记工作,确保病案供应、归还的及时性和准确性。

(二)病案社会化利用的要求

随着医疗信息公开制度的实施和人们法律及维权意识的增强,病案社会化利用的数量日益增多。因此,在提供病案服务时,病案管理人员不但要做到检索病案动作要快、抽取病案要准确、服务态度要好,而且要重视病案利用的安全工作,切实保护医院利益和医师的知识产权、患者的个人隐私,使病案合法、合理、合情地为医患纠纷、伤残鉴定、保险理赔、出生证明、患者了解疾病等提供最权威的原始凭证。同时,为了方便社会查询和复印病案,还可以专门增设病案接待室和门诊病案复印窗口,体现以患者为中心的服务理念。

附录

某医院病案科借阅制度

1.在院病案除经管医护人员外,他人未经允许不得私自查阅、复印及复制,且经管医护人员不得擅自将病案借给他人。

2.医院各职能科室对各类病案进行检查、调查原则上应在病案阅览室内完成,特殊情况可外借,专家病案检查组借期为1个月,其他部门为7天,并做好病案交接登记手续。医患关系促进处、医务处及相关职能科室因需调取在院病案时应出具借条,用后及时归还。

3.借阅再次入院病案,需由经管医师凭入院许可证并办理好借阅手续方可调取,借期为3天,逾期不还以迟交病历论处;因科研、撰写论文、教学借用病案,需所在科室主任签字同意并经医务处批准方可调阅,10份以内随时提供,10份以上需提前2天预约,100份以上提前10天预约;借期均为1个月,特殊情况在有关部门批准后可办理续借手续;外借病案逾期不还,病案管理人员在催讨24小时后以迟交病历论处。病案管理人员对外借病案应切实做好登记管理工作并实施计算机管理,对到期病案及时做好催交及统计工作。

4.所有外借病案中途均不得转借他人,转借他人并造成不良后果的,将给予相应处罚;外借病案因保管不善造成遗失的,每份扣罚2000元,造成不良后果的,则视情况追加处罚;未经允许私自携带病案出库的,则视情况给予处罚;爱护外借病案,如出现缺张少页、涂抹挖补、污秽损坏情况的,将给予相应处罚。病案管理人员应对归还病案仔细检查,确保外借病案完好无损地归档。由于病案管理人员制度不落实、工作不认真仔细而造成病案出现遗失、损坏现象,则视情况给予相应处罚。

五、病案编研

（一）病案编研的含义

病案编研是病案工作人员围绕一定的主题,在主动分析、研究、加工具有学术价值和参考价值的病案信息基础上,编写数据汇集、工作简介等材料并分发给有关人员使用的一种研究活动。病案编研是病案开发利用中的一种重要形式,是深入挖掘病案内在价值的一种重要手段。病案编研有手工编研和网络编研两种方法。网络编研是病案编研工作的新的探索,是病案编研工作和信息网络技术相结合的一种新的编研模式,是病案管理部门通过网络信息先进的存贮、检索、传输、多媒体技术、信息处理技术来开展病案编研工作,并将病案编码成果以电子文档的形式提供给利用者的一项病案编研工作。

（二）病案编研的方式

病案编研根据其提供的编研成果类型不同,可以分为汇编型、文摘型和编纂型三种方式。汇编型病案编研指按照一定的专题,对病案的原文、原图进行汇编。文摘型病案编研指对与专题有关的病案内容加以摘录、整理、编辑。文摘型病案编研的成果形式有数据摘编、文字摘编和图样摘编三种。抢救患者基础数字汇集属于数据摘编,而病案利用情况简介、诊疗组资料专题概要、封存病案情况、死亡患者情况、病案复印情况等汇编属于文字摘编。编纂型病案编研指利用病案进行再创作,并提供新的知识产品。它是病案编研的最高形式,提供的成果有科学技术专著、科技发展史料等,《疾病分类和手术分类名称》即属于科学技术专著。病案编研的结构由封面、前言、目录、正文和附录五部分组成。病案编研的基本流程如下:选题→拟制编研方案→选材→加工与编排→审校与批准。

（三）病案编研的内容

病案工作人员在实际编研工作中,一方面要树立较强的服务意识,主动深入到临床、医技、行政科室，了解他们开展科研、撰写论文等活动所需要的资料；另一方面，扩大编研范围，不局限于住院病案资料汇编，还要加强对病案利用等管理信息的汇编。在编研过程中，要结合利用者的具体要求来确定编研课题，对病案内容进行深入分析、选材、加工、编排，挖掘病案的内在价值，运用计算机及时、准确、全面地编制抢救患者基础数字汇集、病案利用情况简介、诊疗组资料专题概要、封存病案情况、死亡患者情况、病案复印情况汇编等多种编研材料，并及时反馈临床等各科室对病案编研资料的利用情况，不断改进病案编研工作，最大限度地满足临床等对病案信息的需求。

附录

某医院 2016 年第二季度抢救病案基础数字汇集

　　2016 年第二季度临床科室共有抢救病案 779 份，急诊室抢救患者 950 例，高压氧舱抢救患者 35 例。临床抢救病案数占总出院病案数的 6.8％，比 2015 年同期下降了 27.7％，连续第三年下降（见图 1），比第一季度下降 13.5％。现将第二季度抢救病案数字汇集并做简要分析。

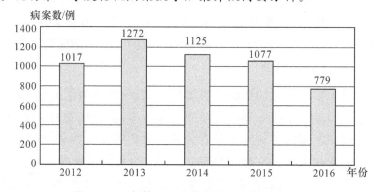

图 1　近 5 年第二季度临床科室抢救病案对比

一、存在问题

（一）临床科室存在的问题

　　由表 1 可知，第二季度抢救病案中内科系统有 650 例，比去年同期下降 26.6％，占全院总抢救病案数的 83.4 ％，占全院出院病案数的 5.5％。心内科、小儿内科增加比例较大，血液内科则略有下降。外科系统有 129 例，比去年同期下降了 32.5％，占全院总抢救病案数的 16.6％，占全院出院病案数的 1.1％；外科抢救病案数均下降，其中肝胆外科（二）、肛肠外科、血管疝气外科、妇科下降幅度较大,血管疝气外科下降了 75％(下降幅度居全院第 1 位)。EICU 抢救病案数比去年同期下降了 44.8％。全院抢救成功率为 93.1％,比去年同期上升 4.5％。由表 2 可知,各科抢救患者的平均住院日均比普通患者多,在抢救患者数占出院患者数比例高的科室,平均住院日与病床周转率这 2 项指标在考核上均受一定影响。除少数科室外,抢救患者的药品比例与出院患者的药品比例相差不大,对考核影响不大。

下面就主要科室的抢救病案情况做一简要分析。

(1)血管疝气外科 第二季度抢救病案 2 例,去年同期为 8 例,比去年同期下降了 75％,在外科系统中下降幅度最大,占本科出院病案数的 0.5％。抢救患者平均住院日为 8.5 天,比普通患者平均住院日下降 13.3％。由此可知,抢救病案存在漏报的现象,主要原因是抢救患者为静脉栓塞患者。

(2)肝胆外科(二) 第二季度抢救病案 6 例,去年同期为 20 例,比去年同期下降了 70％,在外科系统中下降幅度居第 2 位,占本科出院病案数的 1.9％。由此可知,×××诊疗组存在抢救病案漏报的现象。抢救患者平均住院日为 9.2 天,比普通患者平均住院日增加 5.7％。抢救患者平均住院费为 19429 元,比普通患者平均住院费上升 108％,可以列入绩效考核范围。主要抢救患者以肝癌患者为主。

(3)妇科 第二季度抢救病案 11 例,去年同期为 31 例,比去年同期下降了 64.5％,在外科系统中下降幅度居第 3 位,占本科出院病案数的 3.1％。×××诊疗组抢救病案数的下降幅度较大。抢救患者平均住院日为 7.6 天,比普通患者平均住院日下降 31.6％。主要抢救患者以宫外孕患者为主。

(4)肛肠外科 第二季度抢救病案 2 例,去年同期为 5 例,比去年同期下降了 60％,占本科出院病案数的 0.4％。抢救患者平均住院日为 14.5 天,比普通患者平均住院日增加 45％,可以列入绩效考核范围。主要抢救患者以直肠癌患者为主。

(5)心胸外科 第二季度抢救病案 5 例,去年同期为 7 例,比去年同期下降了 28.6％,占本科出院病案数的 1.9％。抢救患者平均住院日为 15 天,比普通患者平均住院日增加 17.2％,可以列入绩效考核范围。主要抢救患者以创伤性气胸患者为主。

(6)神经外科 第二季度抢救病案 36 例(占全院抢救病案数的 4.6％,占外科系统抢救病案数的 27.9％),去年同期为 48 例,比去年同期下降了 25％,占本科出院病案数的 19％(在外科系统中比例最高)。抢救患者平均住院日为 21.7 天,比普通患者平均住院日增加 32.3％。抢救患者平均住院费为

49681元,比普通患者平均住院费上升88.9%,可以列入绩效考核范围。主要抢救患者为重度颅脑外伤患者和脑血管意外患者,外伤患者以工伤为主,且以外省务工者居多。同时需要注意的是,该科室存在抢救病案漏报的现象。漏报情况在外科系统较多,这种现象不仅对护理单元不公平,而且使全院抢救病案数据的准确性大打折扣。

(7)眼科 第二季度抢救病案60例,去年同期为64例,比去年同期下降了4.7%。下降的具体原因经了解是存在抢救病案漏报现象。(注:眼科抢救病案的奖励方式与其他科室不同,属政策性调整。笔者认为,眼科的很多抢救指征均不合理,应予以取消,政策性调整是否可采取其他方式。)抢救患者平均住院日为10.7天,比普通患者平均住院日增加42.7%。抢救患者平均住院费为7066元,比普通患者平均住院费增加19.3%,可以列入绩效考核范围。

(8)呼吸内科 第二季度抢救病案160例(全院抢救病案数最多,占全院抢救病案数的20.5%,占内科系统抢救病案数的25.2%),去年同期为179例,比去年同期下降了10.6%,占本科出院病案数的34.8%(在全院比例最高)。抢救患者平均住院日为11.1天,比普通患者平均住院日增加23.3%。抢救患者平均住院费为15997元,比普通患者平均住院费增加73.7%,可以列入绩效考核范围。主要诊断为慢性支气管炎、呼吸衰竭。

(9)心内科 第二季度抢救病案150例(占全院抢救病案数的19.2%,占内科系统抢救病案数的23.7%),去年同期为104例,比去年同期增加44.2%(增加幅度居全院第1位),占本科出院病案数的18.3%,抢救成功率为96.7%(在全院科室中居第2位)。抢救患者平均住院日为12.2天,比普通患者平均住院日增加62.7%。抢救患者平均住院费为13372元,比普通患者平均住院费增加24.5%,可以列入绩效考核范围。主要诊断为心力衰竭。心内科的抢救病案数在全院一直位居前列。需要注意的是,应避免重复奖励。新技术、新项目患者大多数是抢救患者。

(10)神经内科 第二季度抢救病案41例(占全院抢救病案数的5.2%,占内科系统抢救病案数的6.5%),去年同期为66例,比去年同期下降37.9%(在内科系统中下降幅度最大),占本科出院病案数的19.8%。抢救患者平均住院日为17.4天,比普通患者平均住院日增加77.6%。抢救患者平均住院费为30248元,比普通患者平均住院费增加277%(增加幅度居全院第1位),可以列入绩效考核范围。主要诊断以脑血管意外为主。

(11)EICU 第二季度抢救病案16例(占全院抢救病案数的2.3%,占内科系统抢救病案数的2.8%),去年同期为29例,比去年同期下降37.9%(下降幅度和神经内科并列,在内科系统中居第 1 位),占本科出院病案数的 38.2%。抢救患者平均住院日为 16.5 天,比普通患者平均住院日增加 175%(增加幅度居全院第 1 位)。抢救患者平均住院费为 40599 元。主要诊断为农药中毒。

(12)血液科　第二季度抢救病案 101 例(占全院抢救病案数的 12.9%,占内科系统抢救病案数的 15.9%),去年同期为 102 例,下降幅度不大。抢救患者平均住院日为 17.4 天,比普通患者平均住院日增加 68.9%(增加幅度居全院第 1 位)。抢救患者平均住院费为 19785 元,比普通患者平均住院费增加 160.1%(增加幅度为全院最高)。主要诊断为急性白血病、再生障碍性贫血。

(13)消化内科　第二季度抢救病案 82 例(占全院抢救病案数的 10.5%,占内科系统抢救病案数的 12.9%),去年同期为 110 例,比去年同期下降 25.5%(下降幅度在内科系统中居第 3 位),占本科出院病案数的 22.1%。抢救患者平均住院日为 12.1 天,比普通患者平均住院日增加 23.5%。抢救患者平均住院费为 10948 元,比普通患者平均住院费增加 30.5%。主要诊断为消化道出血。

其他科室抢救病案不多或变动不大,故不做详细分析。各科室具体抢救病案汇总情况见表 1 和表 2。

表 1　2016 年第二季度抢救病案情况综合表(1)

大科	登记科室	诊疗组	抢救病案情况				抢救天数情况				抢救成功率		
			抢救病案数	占出院人次比	去年同期	增减(%)	上季度数据	实际抢救天数	去年同期	增减(%)	2016年	去年同期	增减(%)
外科	关节脊柱(一)	×××	0	—	0	0.0	0	0	0	0.0		0	—
外科	关节脊柱(一)	×××	0		0	0.0	0	0	0	0.0		0	—
	关节脊柱(一)小计		0		0	0.0	0	0	0	0.0		0	—
外科	关节脊柱(二)	×××	0		0	0.0	0	0	0	0.0		0	—
外科	关节脊柱(二)	×××	0		0	0.0	0	0	0	0.0		0	—
外科	关节脊柱(二)	×××	0		0	0.0	0	0	0	0.0		0	—
	关节脊柱(二)小计		0		0	0.0	0	0	0	0.0		0	—
外科	心胸外科	×××	2		2	0.0	0	5	26	−80.8	100	100	0.0
外科	心胸外科	×××	0		0	0.0	0	0	0	0.0	0.0	0	0.0

续表

大科	登记科室	诊疗组	抢救病案情况				抢救天数情况				抢救成功率		
			抢救病案数	占出院人次比	去年同期	增减（%）	上季度数据	实际抢救天数	去年同期	增减（%）	2016年	去年同期	增减（%）
外科	心胸外科	×××	3		5	−40.0	1	18	24	−25.0	100	60	40.0
	心胸外科小计		5	1.9	7	−28.6	1	23	50	−54.0	100	71.4	28.6
外科	神经外科	×××	18		40	−55.0	22	176	394	−55.3	94.4	95	−0.6
外科	神经外科	×××	18		8	125.0	20	170	147	15.6	100	87.5	12.5
	神经外科小计		36	19	48	−25.0	42	346	541	−36.0	97.2	93.8	3.4
外科	泌尿外科（东区）	×××	1		1	0.0	1	3	16	−81.3	100	100	0.0
外科	泌尿外科（东区）	×××	0		0	0.0	0	0	0	0.0	—	100	—
外科	泌尿外科（东区）	×××	0		0	0.0	3	0	0	0.0	—	100	—
	泌尿外科(东区)小计		1	0.1	1	0.0	4	3	16	−81.3	100	100	0
外科	肝胆外科（一）	×××	3		0	0.0	0	7	0	0.0	66.7	0	66.7
外科	肝胆外科（一）	×××	2		7	−71.4	3	2	14	−85.7	0	57.1	−57.1
	肝胆外科(一)小计		5	1.8	7	−28.6	3	9	14	−35.7	40	57.1	−17.1
外科	肝胆外科（二）	×××	3		7	−57.1	1	8	38	−78.9	100	71.4	28.6
外科	肝胆外科（二）	×××	1		11	−90.9	0	3	54	−94.4	100	100	0.0
外科	肝胆外科（二）	×××	2		2	0.0	0	12	29	−58.6	100	100	0.0
外科	肝胆外科（二）	×××	0		0	0.0	0	0	0	0.0	0	0	0.0
	肝胆外科(二)小计		6	1.9	20	−70.0	1	23	121	−81.0	100	90	10
外科	胃肠外科	×××	0		0	0.0	0	0	0	0.0	0	0	0.0
外科	胃肠外科	×××	0		0	0.0	0	0	0	0.0	0	0	0.0
	胃肠外科小计		0	0	0	0.0	0	0	0	0.0	0	0	0
外科	乳腺、甲状腺科	×××	0	0	0	0.0	1	0	0	0.0	0	0	0.0

续表

大科	登记科室	诊疗组	抢救病案情况				抢救天数情况				抢救成功率		
			抢救病案数	占出院人次比	去年同期	增减（%）	上季度数据	实际抢救天数	去年同期	增减（%）	2016年	去年同期	增减（%）
	乳腺、甲状腺科小计		—	—	—	—	1	—	—	—	—	—	—
外科	肛肠外科	×××	2		5	−60.0	4	16	25	−36.0	100	100	0.0
	肛肠外科小计		2	0.4	5	−60.0	4	16	25	−36.0	100	100	0
外科	血管疝气外科	×××	2		8	−75.0	1	12	44	−72.7	100	71.4	28.6
	血管疝气外科小计		2	0.5	8	−75.0	1	12	44	−72.7	100	71.4	28.6
外科	妇科	×××	6		14	−57.1	9	8	15	−46.7	100	100	0.0
外科	妇科	×××	5		17	−70.6	7	5	26	−80.8	100	100	0.0
	妇科小计		11	3.1	31	−64.5	16	13	41	−68.3	100	100	0
外科	眼科	×××	33		27	22.2	41	145	189	−23.3	100	100	0.0
外科	眼科	×××	27		31	−12.9	39	223	210	6.2	100	100	0.0
外科	耳鼻咽喉科	×××	0		0	0.0	0	0	0	0.0	0	0	0.0
外科	耳鼻咽喉科	×××	1		6	−83.3	0	8	18	−55.6	100	0	100.0
	眼科、耳鼻咽喉科小计		61	10.3	64	−4.7	80	376	544	−30.9	100	100	0
	外科小计		129	2.2	191	−32.5	163	821	1397	−41.2		—	0.0
内科	消化内科	×××	17		41	−58.5	22	157	217	−27.6	100	90.2	9.8
内科	消化内科	×××	41		28	46.4	32	329	142	131.7	92.7	100	−7.3
内科	消化内科	×××	24		41	−41.5	35	228	274	−16.8	95.8	87.8	8.0
	消化内科小计		82	22.1	110	−25.5	89	714	633	12.8	93.9	91.8	2.1
内科	呼吸内科	×××	75		85	−11.8	100	690	610	13.1	94.7	90.6	4.1
内科	呼吸内科	×××	85		94	−9.6	100	633	704	−10.1	89.4	92.6	−3.2
	呼吸内科小计		160	34.8	179	−10.6	200	1323	1314	0.7	91.9	91.6	0.3
内科	内分泌代谢科	×××	8		5	60.0	10	27	31	−12.9	100	100	0.0
内科	内分泌代谢科	×××	4		7	−42.9	11	15	6	150.0	75	100	−25.0

P

续表

大科	登记科室	诊疗组	抢救病案情况				抢救天数情况				抢救成功率		
			抢救病案数	占出院人次比	去年同期	增减（%）	上季度数据	实际抢救天数	去年同期	增减（%）	2016年	去年同期	增减（%）
内分泌代谢科小计			12	3.4	12	0.0	21	42	37	13.5	91.7	100	−8.3
内科	血液科	×××	51		59	−13.6	63	793	544	45.8	86.3	88.1	−1.8
内科	血液科	×××	19		0	0.0	0	237	0	0.0	100	—	0.0
内科	血液科	×××	31		43	−27.9	39	336	454	−26.0	81.8	83.7	−1.9
	血液科小计		101	28.8	102	−1.0	102	1366	998	36.9	89.1	86.3	2.8
内科	心内科	×××	56		33	69.7	62	476	341	39.6	100	100	0.0
内科	心内科	×××	50		46	8.7	48	436	316	38.0	92	93.5	−1.5
内科	心内科	×××	44		25	76.0	44	405	249	62.7	97.7	92	5.7
	心内科小计		150	18.3	104	44.2	154	1317	906	45.4	96.7	95.2	1.5
内科	神经内科	×××	15		23	−34.8	15	187	293	−36.2	86.7	95.6	−8.9
内科	神经内科	×××	10		24	−58.3	10	174	177	−1.7	60	75	−15.0
内科	神经内科	×××	16		19	−15.8	19	105	131	−19.8	56.3	68.4	−12.1
	神经内科小计		41	19.8	66	−37.9	43	466	601	−22.5	68.3	80.3	−12
内科	小儿内科	×××	8		13	−38.5	7	18	15	20.0	100	84.6	15.4
内科	小儿内科	×××	17		8	112.5	18	30	24	25.0	82.4	87.5	−5.1
	小儿内科小计		25	3.2	21	19.0	25	48	39	23.1	88	85.7	2.3
内科	肾脏内科	×××	36		37	−2.7	40	335	243	37.9	100	86.4	13.6
内科	肾脏内科	×××	27		33	−18.2	34	319	155	105.8	92.6	93.9	−1.3
	肾脏内科小计		63	25.3	70	−10.0	74	654	398	64.3	96.8	90	6.8
	EICU小计		16	39	29	−44.8	31	233	204	14.2	82.9	86.2	−3.3
ICU（包括内科、外科）小计			0	0	193	0.0	178	—	—	0.0	0	76.6	−76.6
	内科小计		650	—	886	−26.6	709	6165	5130	20.2	—	—	0
	全院总计		779	6.8	1077	−27.7	1081	6984	6527	7.0	93.1	88.6	4.5

表 2　2016 年第二季度抢救病案情况综合表（2）

大科	登记科室	诊疗组	平均住院日				药品比例情况			住院费用情况		
			有效天数	抢救患者平均住院日	普通患者平均住院日	增减（%）	抢救患者药品比例	普通患者药品比例	增减（%）	抢救患者平均住院费	普通患者平均住院费	增减（%）
外科	关节脊柱（一）	×××	0	—	0	0.0	0	0	0.0	—	0	—
外科	关节脊柱（一）	×××	0	—	0	0.0	0	0	0.0	—	0	—
关节脊柱（一）小计			0		0	0.0	0	0	0.0	—	0	—
外科	关节脊柱（二）	×××	0	—	0	0.0	0	0	0.0	0	0	—
外科	关节脊柱（二）	×××	0	—	0	0.0	0	0	0.0	—	—	—
外科	关节脊柱（二）	×××	0	—	0	0.0	0	0	0.0	0	0	—
关节脊柱（二）小计			0	0	0	0.0	0	0	0.0	0	0	—
外科	心胸外科	×××	32	16			72.9	0	0.0	13355		
外科	心胸外科	×××	0				0	0	0.0			
外科	心胸外科	×××	43	14.3			35.6	0	0.0	11115		
心胸外科小计			75	15	12.8	17.2	48.9	44.4	4.5	16291	15327	6.3
外科	神经外科	×××	329	18.3								
外科	神经外科	×××	453	25.2								
神经外科小计			782	21.7	16.4	32.3	50	53	−3.0	49681	26302	88.9
外科	泌尿外科（东区）	×××	3	3			39.2			15454		
外科	泌尿外科（东区）	×××										
外科	泌尿外科（东区）	×××										
泌尿外科（东区）小计			3	3	6.9	−56.5	39.2	42	−2.8	15454		
外科	肝胆外科（一）	×××	25	8.3			64.9			18343		
外科	肝胆外科（一）	×××	24	24			77.1			34356		

续表

大科	登记科室	诊疗组	平均住院日				药品比例情况			住院费用情况		
			有效天数	抢救患者平均住院日	普通患者平均住院日	增减(%)	抢救患者药品比例	普通患者药品比例	增减(%)	抢救患者平均住院费	普通患者平均住院费	增减(%)
肝胆外科(一)小计			49	9.8	8.8	11.4	51.3	43.4	7.9	22718	13054	74
外科	肝胆外科(二)	×××	14	14			40.6			23321		
外科	肝胆外科(二)	×××	14	14			67.4			10636		
外科	肝胆外科(二)	×××	27	13.5			53.1			22563		
外科	肝胆外科(二)	×××	0									
肝胆外科(二)小计			55	9.2	8.7	5.7	58.8	50.2	8.6	19429	9333	108
外科	胃肠外科	×××										
外科	胃肠外科	×××										
胃肠外科小计												
外科	乳腺、甲状腺科	×××										
乳腺、甲状腺科小计												
外科	肛肠外科	×××	29	14.5			49.8			11737		
肛肠外科小计			29	14.5	10	45.0	49.8	48.6	1.2	11737	9281	26.5
外科	血管疝气外科	×××	17	8.5			45.4			10777		
血管疝气外科小计			17	8.5	9.8	−13.3	45.4	38.6	6.8	10777	7482	44
外科	妇科	×××	11	5.5			24.6			6432		
外科	妇科	×××	20	5			24.6			7312		
妇科小计			31	5.2	7.6	−31.6	24.6	29.3	−4.7	7019	7243	−3.1
外科	眼科	×××	340	10.3			48.5			7091		
外科	眼科	×××	297	11			49.6			6911		
外科	耳鼻咽喉科	×××										
外科	耳鼻咽喉科	×××	15	15			48.7			10396		

续表

大科	登记科室	诊疗组	平均住院日				药品比例情况			住院费用情况		
			有效天数	抢救患者平均住院日	普通患者平均住院日	增减（%）	抢救患者药品比例	普通患者药品比例	增减（%）	抢救患者平均住院费	普通患者平均住院费	增减（%）
眼科、耳鼻咽喉科小计			652	10.7	7.5	42.7	49	31.7	17.3	7066	5923	19.3
外科小计			1693	14.1			44.2			21278		
内科	消化内科	×××	213	12.5			59.2			9985		
内科	消化内科	×××	462	11.3			59.5			9749		
内科	消化内科	×××	319	13.3			57.3			13679		
消化内科小计			994	12.1	9.8	23.5	58.7	48.7	10.0	10948	8388	30.5
内科	呼吸内科	×××	901	12			55.7			16782		
内科	呼吸内科	×××	868	10.2			52			15304		
呼吸内科小计			1769	11.1	9	23.3	53.8	45.4	8.4	15997	9209	73.7
内科	内分泌代谢科	×××	82	10.3			38.2			7319		
内科	内分泌代谢科	×××	30	7.5			53.2			14920		
内分泌代谢科小计			112	9.3	9.4	−1.1	45.8	37.2	8.6	9852	7297	35
内科	血液科	×××	959	18.8			47.9			21209		
内科	血液科	×××	334	17.6			57.1			19812		
内科	血液科	×××	460	14.8			46.1			17427		
血液科小计			1753	17.4	10.3	68.9	49.1	47.1	2.0	19785	7609	160.1
内科	心内科	×××	662	11.8			39.6			11293		
内科	心内科	×××	665	13.3			37.8			14484		
内科	心内科	×××	499	11.3			31.7			14757		
心内科小计			1826	12.2	7.5	62.7	36.4	35.2	1.2	13372	10744	24.5
内科	神经内科	×××	243	16.2			63.2			17999		
内科	神经内科	×××	214	21.4			61			16929		
内科	神经内科	×××	258	16.1			69.9			50055		
神经内科小计			715	17.4	9.8	77.6	67.2	53.1	14.1	30248	8023	277
内科	小儿内科	×××	42	5.3			16			1691		

续表

大科	登记科室	诊疗组	平均住院日				药品比例情况			住院费用情况		
			有效天数	抢救患者平均住院日	普通患者平均住院日	增减（%）	抢救患者药品比例	普通患者药品比例	增减（%）	抢救患者平均住院费	普通患者平均住院费	增减（%）
内科	小儿内科	×××	74	4.4			42.7			2371		
	小儿内科小计		116	4.6	5.5	−16.4	36	32.5	3.5	2154	2032	6
内科	肾脏内科	×××	518	14.4			44.6			13100		
内科	肾脏内科	×××	514	19			44.5			15021		
	肾脏内科小计		1032	16.4	11.9	37.8	44.6	44.8	−0.2	13923	7720	80.3
	EICU 小计		297	16.5	6	175.0	59.5			40599		
	ICU（包括内科、外科）小计		0	0								
	内科小计		8614	13.2			51			16060		
	全院总计		10307	13.3	10.5	26.7	49.8			16857		

注：(1)康复中心、放疗科、小儿外科、口腔科无抢救病案。

(2)重症监护由于抢救患者转进转出频繁，因此某些指标无法统计。

(3)由于有关科室无法提供普通患者的平均住院费数据，因此部分数据只能从病案管理系统中提取，这些数据是以科室出院病案数来统计的，由于存在跨科情况，因此会与专业组相加的科室数据有一定区别，但基本能代表实际情况。

(4)出院人次、住院患者平均住院日数据由统计室提供，普通患者药品比例由药剂科提供，其他数据出自病案科。

(二)急诊室存在的问题

2016年第二季度抢救病案950例，去年同期为1158例，较去年同期下降18%，同期下降幅度大(见图2)。抢救人次占急诊人次的2%；抢救成功率为89.9%，死亡率为5.9%；住院率为52.3%，出院率为41.8%。急诊室抢救病案是由经管医师和经管护士填写手工抢救记录并报送病案科的，但目前医院行政部门似乎没有很好的方法参与监控、审核。

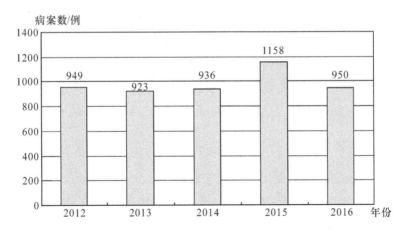

病案数/例

图2　近5年第二季度急诊室抢救病案对比

二、分析问题

1. 抢救病案中的抢救指征发生更改

从2012年开始,对抢救指征做了较大改动,尤其对心胸外科、神经外科等科室的影响较大。

2. 存在漏报抢救病案情况

临床科室中以外科系统、ICU存在漏报抢救病案情况居多,漏报的主观原因是抢救天数太少(一般只有1天),医务人员不愿费时费力填报网上表格。(从2012年开始,考核方式采用以实际抢救天数计算抢救人次。)

3. 加强对抢救病案的监控

从2016年开始,医务处对抢救指征的应用加强监控力度,采取定期和不定期抽查抢救病案,杜绝了临床科室弄虚作假的现象。

三、采取的措施

1. 完善抢救指征

部分精力耗费大、手术风险系数高、预后差的外科病案可补充入抢救病案中,如多发性脏器破裂、多发性肋骨骨折(5根以上)病案等;适当调整内科疾病的抢救指征;排除眼科等属政策性调整的抢救指征。

2. 提高奖励力度

危重抢救病案数据每年都要上报上级主管部门,它不仅是衡量一所医院档次的基础数据,而且是评价医护人员医疗质量和医疗强度的重要依据。对不符合抢救指征上报的,采取较为严格、有效的措施加以处罚;对存在的漏报现象要引起高度关注,可以通过提高抢救病案的奖励力度来提高医务人员的工作积极性,从而确保抢救病案统计数据的准确性。

3.统一抢救病案数据上报方式

目前,抢救病案数据上报的方式是各科室通过电子表格上报到病案科,且大多数科室已使用这种方法;但是,还有个别科室采用了其他方式,如 ICU 由护士长口头上报,急诊室则以书面形式上报,这对审核、统计造成了一定的难度,影响了工作进度,医院可以采取行政命令的方式来解决这一问题。

六、病案文化建设

2012 年,国家档案局提出了建设与社会主义文化强国相匹配的档案强国这个档案事业发展的新的战略目标。在社会文化建设中,档案文化发挥着传承国家和民族文明、发展社会文化、推动档案事业发展等重要作用。病案文化在档案文化中占据着重要地位,因此只有重视病案文化建设,不断创新病案文化建设,才能实现病案事业质的飞跃。

（一）病案文化建设的意义

病案文化指一切与病案有关的实物、制度、概念,以及相关的病案文化实践活动。病案文化是一种基础的档案文化。病案科要将病案文化作为工作内容之一,并开展新的探索和实践,如举办优秀病案书写展览、抢救病案基础数字汇集、病案利用情况简介、专科收治情况汇编等,以彰显病案文化的属性,提高病案的利用价值,提升病案科的社会影响。但是,也要看到病案文化建设中还存在着许多局限,值得重新反思,如对病案文化建设的重要性和迫切性认识不足、病案文化建设的开发力度有待加强、病案文化建设的地位有待提高、存在着有限的病案文化建设水平与日益增长的社会等对病案需求之间的矛盾、缺乏病案文化建设人才等,这些均与当前大力推进档案文化建设的要求不相适应,因此必须深刻认识病案文化建设,加快病案文化走出去的步伐,加大病案文化建设的力度,加强病案文化建设的系统规划,大力开展病案文化建设,才能促进病案事业可持续发展,提高医院文化软实力,为医院发展和档案事业发展作出更大贡献。

（二）病案文化建设中存在的问题

1.轻视病案文化建设

轻视病案文化建设主要有以下两方面原因:一方面,医院管理者注重一线科室医院文化建设。在开展科室文化建设过程中,医院管理者注重临床、医技等直接产生经济效益的一线科室,忽略对病案科二线科室文化建设和员工的专业技术培训。因此,病案科员工缺乏相应的尊重,认为自身价值低,导致他们对病案文化建设的重要性、迫切性认识不足,认为病案文化建设是医院领导和病案管理者的事情,主动参与意愿不强。另一方面,病案科员工对病案文化建设认识肤浅。他们没有深刻理解病案文化建设的内涵、特征、功能、本质属性等内容,大部分病案文化建设仍停留在传统病案"收、管、用"实体的开发,并没有真正从病案文化建设的内涵、特征、功能、本质属性等方面进行病案文化建设。另外,病案文化定位过低。病案文化建设作为病案信息资源开展利用中的一般性工作,属于从属地位,并没有上升到重要地位,因此还没有制订一个系统的病案文化建设计划、明确目标和具体措施。

2.病案利用需求发生深刻变化

首先,社会的发展引起患者需求的转变(从追求物质需求逐渐转移到追求个人健康需求)和自我保护意识的加强,因此社会查询和复印病案人员越来越多。同时,医学技术的进步使医院临床、科教、疾病统计等对病案检索的需求日益增加,而有限的病案文化建设水平无法满足日益增长的社会等对病案的需求,医院、社会和患者的需求变化对病案文化建设提出了新挑战。其次,病案资源共享范围扩大。病案信息资源共享范围已不局限于某一医院内部,而是需要实现某一地区卫生系统内病案信息资源共享。病案信息资源共享范围扩大对病案文化信息存贮载体,配套的软件、硬件设施,以及某一地区医疗卫生服务单位互相协作等都提出了很高要求。

3.缺乏病案文化建设人才和监管机制

目前,病案管理人员的整体素质不高,部分病案管理人员存在年龄大、专业技能水平低、队伍稳定性差、工作积极性不高等现象,缺乏既具丰富的病案管理经验、病案文化建设理念,又懂信息技术的复合型病案文化建设人才,缺乏激励病案工作人员个人发展的监管机制,由此大大降低了病案文化的创新能力,阻碍了病案文化产业持续性发展。

(三)加强病案文化建设的途径

1.积极争取院领导的重视和支持

首先,病案科通过组织学习浙江省档案局关于档案文化建设的相关文件、开展病案文化建设可行性和必要性主题讨论等方式,深刻认识大力推进病案文化建设的重要意义,并在充分调研病案文化建设的内涵和外延基础上,拟定开展病案文化建设的具体方案,明确创建病案文化建设的指导思想和目标任务。其次,在医院党委的领导下,牵头党办等相关部门,成立病案文化创建工作协调小组,各科室协调配合,共同推进病案文化建设工作开展。再次,加大投入力度,将病案文化建设工作纳入医院文化建设体系,积极争取专项资金。

同时,随着医院年收入的增长,逐步加大医院对病案文化建设的投入。最后,将病案文化建设工作具体分解落实到每个病案工作人员身上,分工明确,责任到位,并建立良好的推进机制,为创建活动的顺利开展提供组织和基础保障。

2.创新病案文化建设管理内容和机制

首先,扩大病案收集范围,加强病案文化基础建设。在原有住院病案和急诊观察室病案的基础上,增加门诊病案、干部保健病案、血透室病案,争取基本建成反映医院病案发展足迹的资源丰富、门类齐全、清晰有序、优质病案文化的信息资源库。同时,系统开展历史病案抢救、保护及数字化技术服务工作。其次,加强宣传教育,提升病案科文化形象。以社会大众需求为出发点,推出双休日开放病案复印和查询窗口、增设宽敞明亮的病案接待室、病案工作人员主动服务意识和能力培养、卫生信息化管理模式的应用等服务内容,丰富病案文化建设的内容。举办"病案开放日"、向各病区发放病案复印告知书等活动,加强与社会公众的互动,塑造病案科公开、亲民的文化形象,提高病案科的吸引力和影响力。再次,加强病案信息资源开发工作。充分利用先进技术和现代生产方式,加强病案文化事业主体建设,采取病案编研、检索等多种举措,改造、提升传统的病案文化生产和传播方式,为医院和社会公众提供方便快捷、多样化的历史追溯、文化体验、科学研究、临床教学、领导决策、伤残鉴定、纠纷处理、了解病情等内容,努力形成具有医院特色的病案文化产品系列,推动信息产业和病案文化建设的融合,增强病案科的文化底蕴,提高病案科的文化地位,提升病案文化竞争力,促进医院文化建设可持续发展。运用高新技术改变病案文化信息存贮载体,深化病案信息数据库建设,先实现某一地区医院间门诊病案信息资源共享,以后逐步实现住院病案信息资源共享,构建区域病案文化建设资源共享平台,促进某一地区医院间临床、科研、教学整体实力显著提高和医院文化建设事业稳步发展,促进区域内医院间病案文化资源系统整合。最后,创新病案文化建设机制。通过简化病案管理流程、下放病案查询权限、建立科室考评机制等方式,重新制定病案文化建设的流程、权限、制度,加强对病案文化建设的监管和绩效考核。

3.建立病案人才队伍建设机制

构建一套与病案事业发展相适应、有利于科学发展人才的机制是病案文化建设的核心。因此,既要注重从外引进病案管理领军人物,又要通过实践操作和理论培训等多种途径培养本单位复合型病案管理人才,全面提高病案管理团队的职业和人文素质,使病案工作人员树立效益观和"以人为本"的科学文化观,努力发挥病案文化在档案文化建设中应有的作用,以取得最大的经济效益和社会效益。同时,建立完善病案文化建设监测和奖励机制,根据制定目标和措施定期检查病案文化建设的实施情况,定期表彰作出贡献的病案工作人员和工作小组。

第三章
疾病分类和手术操作分类

疾病分类和手术操作分类是病案信息管理的重要组成部分,与传统的病案管理工作有所不同,其是对病案信息进行深入开发的一种重要的编目检索工具。同时,疾病分类和手术操作分类也是病案信息管理工作人员必须掌握的重要技能。

第一节 疾病分类和国际疾病分类概述

一、疾病分类概述

疾病命名指给疾病起一个特定的名称,该名称能反映疾病的内涵和外延,具有独特性、权威性、科学性、独立性等特点。疾病分类是根据疾病的特点将同类的疾病分在一起,并有序地排列成一个系统。在诸多疾病分类方案中,较有影响的分类系统是疾病和手术标准命名法(SNDO)、医学系统命名法(SNOMED)、最新操作命名(CPT)等,其中国际疾病分类(ICD)是世界上最具影响力、普及范围最广的分类系统,其采用编码的方法来表示疾病分组。疾病命名是疾病分类的前提,疾病分类轴心是分类时所采用的疾病的某些特征。在国际疾病分类中,疾病分类轴心归纳为致病原因、解剖部位、临床表现(包括症状、体征、分期、分型、急慢性、性别等)和病理改变四大类。一般完整的疾病诊断包括两个以上的轴心,如肠炎包括两个轴心,部位轴心是肠,病理改变是炎症。

二、国际疾病分类的概述

(一)国际疾病分类的发展历史

国际疾病分类是 WHO 要求各成员国共同采用的以疾病、损伤和中毒的编码为标准进行分类统计的方法。1893 年,为了统计死亡原因,耶克·伯蒂隆首先提出了 ICD 的原始版本。1898 年在渥太华会议上提出 ICD "十年修订制度",目前 ICD 共修订 10 次,第一次修订是 1900 年,1946 年第六次修订时加入了医院疾病分类内容,以后每次修订注重完善疾病分类和满足临床检索、管理等需求,1975 年第九次修订时更加重视医院统计、医疗管理和医疗付款等需求,1994 年第十次修订时引进了字母,形成字母和数字混合编码,是目前世界上广泛使用的版本,全称为"疾病和有关健康问题的国际统计分类",包含人类的疾病、损伤和健康分类三个方面,其内容更加详细、使用操作更为复杂,以及更能反映医学的当前进展。为了推广、普及国际疾病分类及其他工作,目前共有澳大利亚、英国、美国、中国等 10 个世界卫生组织国际分类家族合作中心。

(二)ICD-11 的启动和最新修改情况

ICD-11 是《疾病和有关健康问题的国际统计分类》第十一次修订本,简称"国际疾病分类第十一次修订本"。WHO 于 2012 年开始对国际疾病分类进行第十一次修订,预计于 2018 年 4 月完成国际疾病分类第十一次修订本(见图 3-1 至图 3-5)。目前,ICD-11 已增加 6 个章节,共有 28 个章节,增加第四章"免疫系统疾病"(Diseases of the immune system)、第七章"睡眠"(Sleep-wake disorders)、第十七章"与性健康相关的条件"(Conditions related to sexual health)、第二十六章"传统医学条件模块Ⅰ"(Traditional Medicine conditions-Module Ⅰ)、第二十七章"功能补充节"(Supplementary section for functioning)、第二十八章"附加编码"(Extension Codes)。WHO 在 ICD-11 新增章节上做了大量认真、全面的工作,确保最新修订版本使人们能够连贯、广泛而又直接地理解医学新技术。例如,ICD-10 于 1994 年发布,在这 20 多年里,神经系统疾病研究取得了飞速进展,因此 ICD-11 对神经系统章节做了调整,新增"意识障碍""自主神经系统紊乱""不包括创伤的脊髓疾病""神经遗传学"等内容;又如,在新增的第二十六章"附加编码"章节中,用两个编码表示临床疾病诊断,如临床诊断尺骨开放性骨折需要两个编码,骨折一个编码,开放性一个编码。同时,为完成 ICD 的修改,WHO 还成立了神经专题咨询小组等,以协助神经系统等特殊章节的修改。

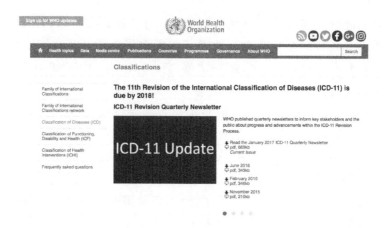

图 3-1　ICD-11 修订季度通讯

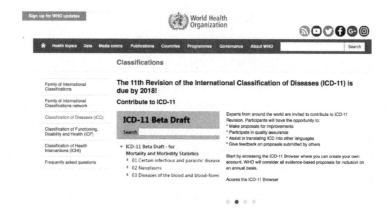

图 3-2　ICD-11 测试版草案建议

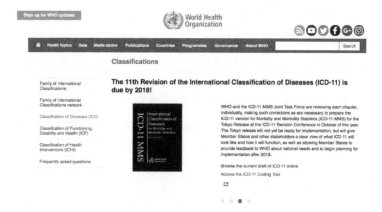

图 3-3　ICD-11 疾病死亡率和发病率分类统计介绍

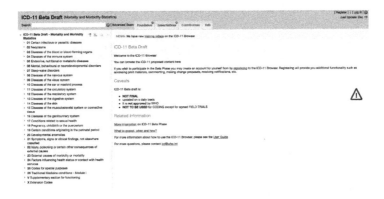

图 3-4　ICD-11 测试版草案目录

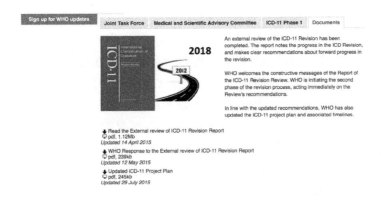

图 3-5　ICD-11 修订审查报告

（三）我国开展国际疾病分类工作的情况

1987 年 ICD-9 在我国医院推广应用，1988 年成立全国医院疾病分类协作组，2002 年 ICD-10 在全国推行。ICD-10 发挥着国内与国际交流卫生信息、病案资料的检索（用于医疗、科研、教学）、管理信息的提取、医疗付款中疾病诊断相关分组（DRGs）等作用，其中 ICD 编码是疾病诊断相关分组预付费（DRGs-PPS）的唯一依据，而 DRGs-PPS 是当今世界比较先进的一种支付方式。我国最新的 ICD 版本是 2008 年 ICD-10 第二版中文译本。

第二节 ICD-10 的结构和使用

一、ICD-10 的结构

ICD-10 由三卷组成,第一卷为类目表,第二卷是指导手册,第三卷是字母顺序索引。类目表包括前言等文字说明、三位数类目表、内容类目表和四位数亚目、肿瘤的形态学、死亡和疾病的特殊类目表等。在内容类目表和四位数亚目中共有某些传染病和寄生虫病;肿瘤;血液及造血器官疾病和某些涉及免疫机制的疾患;内分泌、营养和代谢疾病;精神和行为障碍;神经系统疾病;眼和附器疾病;耳和乳突疾病;循环系统疾病;呼吸系统疾病;消化系统疾病;皮肤和皮下组织疾病;肌肉骨骼系统和结缔组织疾病;泌尿生殖系统疾病;妊娠、分娩和产褥期;起源于围生期的某些情况;先天性畸形、变形和染色体异常;症状、体征和临床与实验室异常所见,不可归类他处者;损伤、中毒和外因的某些其他后果;疾病和死亡的外因;影响健康状态和与保健机构接触的因素;用于特殊目的的编码 22 个大章、2051 个类目。除第二十二章"用于特殊目的的编码"没有按字母数字顺序排列外,其他内容类目表和四位数亚目、肿瘤的形态学编码的编排方法均按英文字母数字顺序排列(A00.0—Z99.9)。

在 ICD-10 第一卷 22 个章节中,只有第三章和第十四章按解剖系统分类,其余为特殊组合章。在特殊组合章中,有按某一特定时期组成的章节,如第十五和十六章;有按某种特定的疾病分类的章节,如第二章;此外,还有按症状、体征来分类的,如第十八章,但主要按病因进行分类。

在特殊组合章中有四种分类顺序,第十五、十六章是强烈优先分类章,如同时存在其他章的疾病,则要将此章的编码作为主要编码;第一、二、五、十七、十九章是一般优先分类章,在对上述这些章的疾病编码时,通常优先于其他章;第十八、二十二章是最后分类章,这两章的疾病编码只能作为附加编码;第二十章是附加编码章,在疾病统计时要将此章的编码除外,否则将出现损伤和中毒患者重复计数的现象。

二、ICD-10 中的术语、符号和缩写的含义及用法

(一)术语

术语包括类目表、内容类目表、类目、亚目、细目、残余类目、双重分类(星

号和剑号编码)、主要编码和附加编码、合并编码等。

(二)符号

符号包括方括号"[ ]"、圆括号"( )"、大括号"{ }"、冒号":"、星号"＊"、剑号"†"、井号"＃"与菱形号"◇"。

(三)缩写

1. NOS(not otherwise specified)

NOS 意为其他方面未特指,出现在第一卷。有三种未特指情况:病因未特指,如 M54.1 臂神经根炎 NOS;部位未特指,如 I21.9 心肌梗死 NOS;临床表现未特指,如 A53.9 后天性梅毒 NOS。

2. NEC(not elsewhere classified)

NEC 意为不可归类在他处,出现在第一、三卷,指如果能分类到其他编码,则不要采用此编码。一般只有在资料不完整的情况下使用。

三、编码的查找方法和编码规则

(一)疾病分类编码的查找方法

疾病分类编码的查找方法分为三个步骤,首先要确定主导词,其次是在第三卷索引中查找编码,最后是在第一卷中核对编码。对于肿瘤的编码操作,由于它具有两个编码,因此需要施行两次操作。

1. 确定主导词

确定主导词是查找过程中最重要的一步。疾病的主导词主要是由疾病诊断中的临床表现担任,多数被置于诊断的尾部。另外,还有以人名、地名命名的疾病(如克山病)、综合征、侵染(如寄生虫病)、病、妊娠、分娩、产褥期、脱位、撕裂、伤口、损伤等作为主导词。当以上规律无效时,可以将完整诊断作为主导词查找,如肝脾大。在第三卷索引中,有三部分索引,第一部分索引为疾病和损伤性质索引,以疾病临床表现的医学术语为主导词;第二部分索引是损伤和中毒的外部原因索引,以非医学术语的动词和名词为主导词;第三部分索引是药物和化学制剂表,以药物和化学制剂名称为主导词。

2. 在第三卷索引中查找编码

首先在索引中查找主导词,方法有首字笔画查找法、首字拼音查找法和书眉拼音查找法(常用方法)三种。其次,查找编码。索引中主导词位于项目的最左侧,在它们下面依次排列修饰词或限定词。按照汉语拼音-英文字母的排列顺序在主导词下面找到相应的修饰词,即可找到编码。

3.在第一卷中核对编码

根据第一卷中章、节、类目和亚目下的"包括"和"不包括"的内容进行核对,"包括"具有提示分类的意义,"不包括"具有必须参照执行的意义。

在实际病案编码中,编码员必须阅读病案,仔细分析病案首页、出院记录、手术记录、病理报告等病案内容,以确定正确的病案编码。

(二)编码规则

住院患者疾病分类统计报表和单病种管理报表都采用单一疾病分类编码;其他情况采用多种编码,一般三级医院可编码 5 个疾病诊断和 3 个手术操作名称,二级及二级以下的医院可编码 3 个疾病诊断和 1 个手术操作名称。疾病编码必须编到亚目一级。慢性疾病急性发作一般按急性编码,如慢性阑尾炎急性发作;但如没有其他特异性治疗的诊断,则仍按慢性病编码,如慢性肾炎急性发作。在怀疑诊断编码中,若只有一个怀疑诊断,则要假定为实际情况编码;当疑似诊断前有某一个症状或体征时,症状为主要诊断,疑似诊断作为或不作为其他诊断。晚期效应(后遗症)是指医生诊断为后遗症或晚期效应或陈旧性或静止性或非活动性的疾病,或某些疾病情况在发病 1 年以后的残留表现。当后遗症的表现指出时,要先编码后遗症的表现;当后遗症的表现不指出时,以后遗症为主要编码。

四、ICD-10 各章内容介绍

(一)某些传染病和寄生虫病(A00—B99)

本章是典型的特殊组合章,它强调疾病的病因。本章包括传染性和可传播的疾病,标题"某些"明确指出本章不包括所有的传染病和寄生虫病,如传染病病原体的携带者、非传染性病因的局部感染等。本章主导词以"感染"为主,但对寄生虫的感染以"侵染"为主导词。本章传染病或寄生虫病按一般活动性或急性的情况进行编码。细菌、病毒和其他传染性病原体 B95—B97 只能作为附加编码。

(二)肿瘤(C00—D48)

1.肿瘤的分类

肿瘤分为良性肿瘤和恶性肿瘤。良性肿瘤一般以细胞或组织名称+瘤命名,恶性肿瘤一般以细胞名称+癌或组织名称+肉瘤命名。

2.肿瘤编码的组成

一个肿瘤编码一般由部位编码和形态学编码组成。肿瘤部位编码的第一个轴心是动态(恶性、良性、原位、未肯定、继发性),第二个轴心是部位。肿瘤形态学编码由组织学+动态编码构成,由 M 字母后 4 个数字+1 条斜线+1 个数字组成。动态编码有固定的意义,即:/0 良性,/1 交界恶性(动态未定)或性质未特指,/2 原位癌,/3 恶性,/6 继发性肿瘤,其中性质未特指指临床诊断为肿瘤,肿物未做病理检查;交界恶性(动态未定)指通过病理组织学的检查,肿瘤的良恶性未定或处于良恶性之间。

3.肿瘤的编码方法

首先确定形态学的主导词,在卷三查找形态学编码,在卷一核对形态学编码,然后在卷三查找部位编码,在卷一核对部位编码。如果诊断没有指明是继发性的肿瘤,则肿瘤编码按原发性处理;原发部位不明确的肿瘤,如果肿瘤涉及两个或两个以上相邻的部位,称为交搭跨越。类目相同的肿瘤,编码到该类目的.8 中;类目不相同,按归属的系统分类。异位组织的恶性肿瘤编码于所提及的部位。

4.肿瘤特殊分类

(1)原位癌 将子宫颈、会阴、阴道发育不良Ⅰ级和Ⅱ级归类于相应的身体系统疾病,将Ⅲ级归类于原位癌。

(2)息肉 在 ICD-10 中将膀胱息肉归类于肿瘤,将其他息肉归类于相应的身体系统疾病。

(三)血液及造血器官疾病和某些涉及免疫机制的疾患(D50—D89)

由于药物或外因导致的本章疾病,本章疾病为主要编码。因为其他章节疾病所导致的本章疾病以其他章疾病为主要编码,本章的疾病为附加编码。

(四)内分泌、营养和代谢疾病(E00—E90)

本章以病因为分类轴心。例如,在 ICD-10 中,糖尿病分为胰岛素依赖型、非胰岛素依赖型、营养不良性、其他特指和未特指糖尿病。在 ICD-10 中,将糖尿病的类型作为糖尿病的类目轴心,将糖尿病的临床表现作为糖尿病的亚目轴心。高黏稠血症不能查到编码,根据伴随具体病情如血浆黏滞度异常(R70.1)等来具体编码。

(五)精神和行为障碍(F00—F99)

F45.3—F45.8 的心因性疾病都是功能性,如心因性呃逆编码是 F45.3。F54 中的心因性疾病则产生了器质性的损害,如心因性哮喘(F54),要以本章疾病为主要编码,其他章的疾病为附加编码。多动性障碍编码于 F90.-,不同于抽动障碍 F95。

（六）神经系统疾病（G00—G99）

在 G81—G83 瘫痪综合征中，当住院目的是治疗瘫痪的临床表现时，这一节编码才能作为主要编码；当住院目的是治疗瘫痪的疾病原因时，这一节编码作为附加编码。如偏瘫按病因分为脊髓性偏瘫（G95.8）、脑性瘫痪（G81.-）。神经病和神经炎是相通的名称，神经变性是指多神经病。

（七）眼和附器疾病（H00—H59）

本章的分类轴心为解剖部位，部位由前到后，由外到内。眼和附器疾病以及耳和乳突疾病共用一个字母 H。H47.0 视神经疾患，不可归类在他处，注意这里的亚目编码是.0，区别于其他.8。

（八）耳和乳突疾病（H60—H95）

本章的分类轴心为解剖部位。H61.8 外耳的其他特指疾患，其中"其他特指疾患"不包括耳廓非感染性疾患 H61.1。

慢性化脓性中耳炎在编码时注意区分类型及病变部位。慢性化脓性中耳炎按类型分为单纯性、胆脂瘤型和骨疡型，主导词分别为耳炎、胆脂瘤、骨疽；慢性化脓性中耳炎按病变部位分为鼓窦隐窝的单纯性慢性化脓性中耳炎（编码 H66.2）和咽鼓管的单纯性慢性化脓性中耳炎（编码 H66.1）。H66.4 指未特指的化脓性中耳炎，其中"未特指"的意思是未特指化脓性中耳炎的急性、慢性。

（九）循环系统疾病（I00—I99）

循环系统疾病包括心脏、血管和淋巴管及淋巴结疾病。

1.缺血性心脏病

缺血性心脏病包括心绞痛、心肌梗死和急性冠状动脉综合征。心肌梗死分为急性心肌梗死、随后性心肌梗死、慢性心肌梗死和陈旧性心肌梗死四种。自发病之日起至入院时间 4 周（包括 4 周）以下为急性心肌梗死，4 周（28 天）以上为慢性心肌梗死。急性心肌梗死 I21.-的分类轴心是双轴心，I21.0 至 I21.3 以心肌发病的位置为轴心，而整个类目的主要轴心是透壁性和非透壁性。

2.心脏瓣膜病

在心脏瓣膜病的假定分类中，三尖瓣闭锁不全（I07.1）、二尖瓣狭窄（I05.0）、三尖瓣狭窄（I07.0）、多瓣膜疾病（I08）假定为风湿性病因的编码，二尖瓣关闭不全（I34.0）、肺动脉瓣闭锁不全（I37.1）、主动脉瓣闭锁不全（I35.1）、肺动脉瓣狭窄（I37.0）、主动脉瓣狭窄（I35.0）假定为非风湿性病因的编码。

3.高血压(I10—I15)

高血压分为特发性高血压(I10)和继发性高血压(I15),不包括脑及眼的血管性高血压。高血压肾病(I12)是由高血压引起肾病理改变,不属于继发性高血压。肾性高血压(I15.1)是由肾脏疾病引起的高血压,分为肾血管(性)高血压(I15.0)、肾实质病变引起的高血压和尿路梗阻性疾病。

4.复极综合征

复极综合征是心电图检查异常,编码于 R94.3。

(十)呼吸系统疾病(J00—J99)

发生于两个及以上部位呼吸系统的疾病应分类到较低的解剖部位,如气管支气管炎按支气管炎编码为 J40。15 岁以下儿童疾病诊断为支气管炎,假定为急性支气管炎,将其归类于 J20.-;15 岁及以上儿童患支气管炎,将其归类于 J40.-。急性上呼吸道感染 J00—J06 以感染部位为分类轴心,包括鼻咽喉、鼻窦、扁桃体和会炎。支气管哮喘(哮喘)编码为 J45.-。喘息性支气管炎即哮喘性支气管炎,分为慢性喘息性支气管炎(主导词为支气管炎)和急性喘息性支气管炎(即毛细支气管炎)(主导词为毛细支气管炎,编码为 J21.-)两种。若指明胸膜炎的疾病性质,则将其分类于呼吸系统疾病中。

(十一)消化系统疾病(K00—K93)

消化系统疾病的分类轴心是解剖部位。

腹腔疝除外膈疝或裂孔疝外,均以并发症为分类轴心,主要按照是否伴有梗阻与坏疽进行分类。当疝同时具有梗阻或坏疽时,应分类于疝伴有坏疽。巨结肠假定为后天性,分类于其他功能性肠疾患。若医师指出是先天性的,则分类于第十七章。肝疾病 K70—K77 不包括病毒性肝病,如慢性迁延性肝炎 B18.9 等。胆结石伴有炎症时应采用合并编码,如胆囊结石伴慢性胆囊炎 K80.1。

(十二)皮肤和皮下组织疾病(L00—L99)

1.皮炎

皮炎分为感染性皮炎、接触性皮炎、内服物质性皮炎和辐射性皮炎四种。接触性皮炎分为变应性接触性皮炎和刺激性接触性皮炎;药物性皮炎分为药物接触性皮炎和药物内服性皮炎,药物接触性皮炎又分为变应性接触性皮炎和刺激性接触性皮炎。如诊断为药物性皮炎,则 ICD-10 将其假定分类为内服性药物性皮炎,注意区分皮炎的性质是适量服用药物后的过敏反应还是药物引起的意外中毒,同时用附加编码标明引起皮炎的药物。

例1 全身性皮炎,由于服用青霉素类药物 L27.0(主) Y40.0(附)

例2 全身性皮炎,由于误服大量青霉素类药物 T37.0(主) L27.0 T36.0(附)

2.肉芽肿的分类

皮肤和皮下组织的肉芽肿分类于 L92。不同部位的肉芽肿根据所属系统分到不同章节中,如将胰腺肉芽肿归类于第十一章。

(十三)肌肉骨骼系统和结缔组织疾病(M00—M99)

这一章提供了一个共用部位的选择性细目表,除 M23 膝内部紊乱、M40—M54 背部病、M99 生物力学损害外,其他类目都可使用。

幼年型斯蒂尔病(Still 病)M08.8,即过敏性亚败血症。关节病 M15—M19 在 ICD-10 中骨关节炎、关节病或骨关节病是同义词。骨关节炎是关节的退行性变性,骨关节炎的主导词是"关节病"或"骨关节病"。鼻恶性肉芽肿编码是 M31.2,鼻恶性肉芽肿的"恶性"是指反复发作,而不是恶性的,故按鼻肉芽肿编码。

颈椎病包括颈椎任何疾病,如骨性关节炎,椎间盘脱出等。其编码共有三种情况。第一种假定分类在骨性关节炎不伴有脊髓病或神经根病 M47.82,骨性关节炎是非炎性的关节变性。第二种是颈椎病伴有脊髓病,主导词"脊柱关节强硬"M47.1†G99.2*。第三种是颈椎病伴有神经根病,主导词"压迫"或"丛" M47.2†G55.2*。

腔隙综合征分为创伤性的肌肉间腔隙综合征 T79.6、非创伤性的肌肉间腔隙综合征 M62.2、脑腔隙综合征 I67.9†G46.7*、胫骨前区综合征 M76.8 四种,根据患者的具体情况进行编码。

(十四)泌尿生殖系统疾病(N00—N99)

1.肾小球疾病

根据病因将肾小球疾病分为原发性、继发性和遗传性三大类。原发性肾小球疾病根据临床表现和肾脏活检的病理改变进行分类。原发性肾小球疾病的临床分类有急性肾小球肾炎 N00、急进型肾小球肾炎 N01、慢性肾小球肾炎 N03、肾病综合征 N04 和隐匿性肾小球肾炎 N03 五类。原发性肾小球疾病的病理分类是以共用亚目的形式编码。根据中国肾脏病诊断标准将慢性肾衰竭分为肾功能不全代偿期、肾功能不全失代偿期、肾衰竭期和肾衰竭终末期(尿毒症期)四期。国际版的 ICD-10 根据美国标准将慢性肾衰竭分为慢性肾脏病1 期到 5 期。

2.鹿角形结石 N20.0 不归类于膀胱结石,因为鹿角形结石的形成在肾脏,最后落在膀胱,所以将它归类于肾结石中。ICD-10 中将前列腺的腺瘤、肌瘤、纤维瘤归类于良性肿瘤编码 D29.1。

3.乳房疾患 N60—N64 包括男性乳房疾患,主要有乳腺纤维腺病(即临床诊断为乳腺增生)N60.2 和乳腺纤维增生(即临床诊断为乳腺纤维硬化症等)N60.3。

4.女性盆腔器官炎性疾病 N70—N77,但将男性盆腔炎归类于第十一章盆腔腹膜炎 K65.0。子宫脱垂分为Ⅰ、Ⅱ度子宫脱垂(即子宫不完全性脱垂)N81.2 和Ⅲ度子宫脱垂(即子宫完全性脱垂)N81.3。女性不育症 N97 主导词为"不育症""狭窄"或"闭锁",病因编码用亚目编码表示。卵巢过度刺激 N98.1 即临床诊断为卵巢刺激综合征,主导词是"过度刺激"。

(十五)妊娠、分娩和产褥期(O00—O99)

本章编码范围是妊娠、分娩和产褥期的疾病或并发症,不包括获得性免疫缺陷综合征和产科破伤风。

1.概念

顶(枕)先露	左枕前 LOA	右枕前 ROA
	左枕后 LOP	右枕后 ROP
	左枕横 LOT	右枕横 ROT
脊(骶)先露	左骶前 LSA	右骶前 RSA
	左骶后 LSP	右骶后 RSP
	左骶横 LST	右骶横 RST
面(额)先露	左颏前 LMA	右颏前 RMA
	左颏后 LMP	右颏后 RMP
	左颏横 LMT	右颏横 RMT
肩先露	左肩前 LScA	右肩前 RScA
	左肩后 LScP	右肩后 RScP

2.本章共 8 节,分类轴心是某一特定阶段(时期),如妊娠、分娩和产褥期,每一时期按临床表现的完全性与不完全性及流产的并发症分类。病案首页中产科的主要诊断不能作为主要编码,以产科的主要疾病和伴随的并发症作为主要诊断。

例 主要诊断:孕 39 周,孕 1 产 1,活产女婴,胎位 LOA。
其他诊断:胎盘滞留,以胎盘滞留为主要诊断。

3.本章主导词是妊娠、分娩和产褥期等,每一时期以临床表现为主导词。

4.查找方法:先用方法一"一步法"查,如果编码查不出,再用方法二"两步法"查。

方法一:共一步,适用孕产妇本身异常影响妊娠和分娩异常的疾病。

例1 妊娠合并尿道感染 O23.2 查找方法:妊娠-并发--感染---尿道。

例2 妊娠合并胎儿心动过缓 O36.3 查找方法:妊娠-影响处理,由于--胎儿---心动过缓,或窘迫-胎儿--影响---妊娠管理(与产程或分娩无关)

方法二:共两步,适用妊娠伴其他章节的疾病,索引中又不能直接找到编码。第一步,查找疾病本身编码;第二步,在索引中查:妊娠-并发--在下类目情况。

例 妊娠合并甲亢 O99.2

甲亢本身疾病编码为 E03.5,在索引中查:妊娠-并发--在下类目情况(E00—E07)O99.2。

5.分类说明

(1)流产 O03—O06 有共同使用的四位数亚目。

自然流产 O03,是胎儿不具有独立生存能力,未使用人工方法,因某些原因胚胎或胎儿自动脱离母体而排出,分为完全性、不完全性和难免流产三种。难免流产是不可避免流产,是合法流产,与先兆流产不一样。不同的人工流产编码不一样,编码时要认真区分。

即时并发症和过时并发症是流产后并发症的两种类型。不同流产、不同并发症的编码亦不同。

(2)妊娠、分娩和产褥期的水肿、蛋白尿和高血压疾患 O10—O16 临床诊断在书写"妊娠高血压"时,对诊断并没有做进一步的细分。在 ICD-10 中将临床诊断轻、中、重度"妊娠高血压"分类于 O10—O16 中,并将其区分为原有高血压和由妊娠引起的疾患。轻度妊娠高血压指血压升高伴有水肿或微量蛋白尿,中度妊娠高血压指血压进一步升高和蛋白持续增加,重度妊娠高血压指孕妇有先兆子痫或子痫。

O15 子痫的分类轴心按时间段分为妊娠、分娩、产褥期和未特指,O16 未特指的孕产妇高血压即为短暂性高血压。

(3)胎儿宫内窘迫 不同时间的胎儿宫内窘迫症编码亦不一样,妊娠期 O36.3、产程和分娩 O68、新生儿 P20。

(4)多胎妊娠 O30 与多胎妊娠并发症 O31 的区别 多胎妊娠 O30 是单纯

性的多胎，O31 是多胎妊娠并发症，O31.1 是一个或多个胎儿流产后的继续。

（6）胎盘滞留 O72.0　产后出血的原因有弥散性血管内凝血、胎盘滞留等。胎盘滞留指胎儿娩出 30 分钟后，胎盘尚未娩出，是产后出血的主要原因。国外疾病诊断没有明确患者是否伴有出血，编码时假定为出血。我国临床疾病诊断则刚好相反，不写出血编码即为产后不出血。

（7）分娩 O80—O84　分娩包括正常分娩、剖宫产分娩等方式。编码有单胎顺产 O80、多胎分娩 O84 和合并方式的多胎分娩 O84.8 等。臀位分娩现在既可以顺产，也可以是梗阻。这节是附加编码，只有当没有归类于第十五章的其他章节的编码时，这节编码才作为主要编码。珍贵儿不作编码。

例　孕 39 周，臀位，自然分娩，单胎活产，编码为 O80.1，附加编码 Z37.0。这个附加编码用在母亲病案上标明分娩的结局。

（8）产科死亡 O95—O97　在病案中指明死亡原因，以原因为主要编码，产科死亡 O95—O97 作为附加编码，主要编码时应选择 O00—O75 和 O85—O92。

（9）妊娠、分娩和产褥期并发症 O98—O99　妊娠加重了人体其他系统的疾病，导致去产科治疗或主要医疗操作有产科医师参与，则本章是主要编码，其他章节疾病是附加编码。

例　妊娠合并肺结核 O98.0（主要编码）A16.2（附加编码）

（10）高龄初产妇的产程和分娩其他特指并发症编码　在我国，高龄初产妇的产程和分娩其他特指并发症的主要编码是 O75.8，附加编码 Z35.5 是对高龄初产孕妇的监督。

（十六）起源于围生期的某些情况（P00—P96）

起源于围生期的某些情况指起源于围生期但在以后发病或死亡的情况，不包括新生儿破伤风。这里的"以后"并不规定固定的时间，可以是婴儿，也可以是成人。

1.胎儿和新生儿的羊水过少、脐带脱垂、胎盘炎与妊娠合并羊水过少、脐带脱垂、胎盘炎的编码有所区别（见下表）。

胎儿和新生儿与妊娠期部分疾病编码

	胎儿和新生儿	妊娠期
羊水过少	P01.2	O41.0
脐带脱垂	P02.4	O69.0
胎盘炎	P02.7	O41.1

2.P07 以妊娠期和新生儿体重为类目轴心,但妊娠期和新生儿体重均可获得,以新生儿体重优先,如新生儿体重1100克 P07.1。

3.子宫内低氧症 P20 分类轴心是出现低氧时间,P20.1 产程开始前,P20.2 产程和分娩中,P20.9 未特指的子宫内低氧症。

4.出生窒息 P21 分类轴心是窒息程度,是根据分娩记录获得阿普加评分得出窒息程度。

5.新生儿缺血缺氧性脑病在 ICD-10 第二版中编码于 P91.6,在 ICD-10 第一版中编码于新生儿窒息 P21.0(严重的出生窒息)。

6.新生儿吸入性肺炎 NOS P24.9,先天性肺炎(产后感染)P23.9。

7.新生儿短暂性呼吸急促 P22.1 又称新生儿湿肺、新生儿呼吸窘迫综合征Ⅱ型。

(十七)先天性畸形、变形和染色体异常(Q00—Q99)

本章分类轴心是"异常",表示先天发育不正常,与另一主导词"异常的"有区别,"异常的"指实验室或功能性检查不正常。主导词是畸形、缺如、缺失、闭锁、错位/异位等。

子宫颈的发育不全有三个编码,先天性子宫颈缺失 Q51.5,实际指器官不发育;先天性子宫颈发育不全 Q51.8,实际指器官或组织成形不全;双宫颈 Q51.8,指器官或组织发育不全或再生不良。由此可知,三个编码表示发育不全的程度依次减轻。

(十八)症状、体征和临床与实验室异常所见,不可归类在他处者(R00—R99)

1.当本章疾病的病因明确时,本章的编码只作为附加编码,否则本章的编码可以作为主要编码,如出院时医师仍未确诊疾病、晚期效应的临床表现作为治疗的目的时等。

2.全身炎症反应综合征 R65 这个类目不能做主要编码,而且分类轴心是病因和伴有器官衰竭。

(十九)损伤、中毒和外因的某些其他后果(S00—T98)

本章编码从 S 到 T。

1.概念

(1)损伤包括故意伤害和意外伤害。损伤由浅到深、由外到内共有以下10 种类型:浅表损伤;开放性伤口;骨折(闭合性、脱位的、移位的、开放性);脱位、扭伤和劳损;神经和脊髓损伤;血管损伤;肌肉、筋膜和肌腱损伤;挤压伤;

创伤性切断;内部器官损伤。

(2)冻伤分为全身性冻伤和局部冻伤。局部冻伤分为Ⅰ度损伤(损伤在表皮层)、Ⅱ度损伤(损伤在真皮)和Ⅲ度损伤(损伤在全皮层)。

2.本章如指出损伤类型,则以"损伤类型"为主导词;如指出"砍伤""穿刺伤"等,则以"伤口"为主导词;如未指出,则以"损伤"为主导词。主分类轴心是损伤部位,亚分类轴心是损伤类型。

3.编码规则

(1)多处损伤以损伤最严重的诊断为主要编码,同时需对其他部位损伤逐个编码,如腓神经损伤 S84.1(最严重,为主要编码)、胫神经损伤 S84.0(次要编码)。

(2)我国要求使用本章的第五位数以表明伤口闭合性或开放性的细目,如开放性内踝骨折 S82.51。开放性损伤未特指者假定为闭合性损伤。

(3)本章中的"和"是指"同时存在"或"两选一"的意思。例如,身体未特指部位的挤压伤和创伤性截断 T14.7。

(4)烧伤和腐蚀伤在分类中一般同等对待,以烧伤和腐蚀伤程度最严重损伤部位的诊断为主要诊断。同等程度的,则以面积最大部位的诊断为主,一般将 T31—T32 作为附加编码。

例 临床诊断:左臂前 30% 的Ⅱ度烫伤

主要诊断:左臂前Ⅱ度烫伤 T22.2

次要诊断:左臂前 30% 烫伤 T31.3

(5)冻伤和冻疮的编码是不一样的,冻伤是 T33—T35,冻疮是 T69.-。

(6)对于中毒和有害效应的编码,要分析病案,确定疾病诊断是中毒或有害效应。

中毒编码的主导词是"中毒"或"物质"。在编码时,中毒的本身表现编码为主要编码,中毒的临床表现编码为附加编码,如明确中毒的原因,则还要对外因进行编码。中毒物质分为药用物质和非药用物质。非药用物质引起的毒性效应按中毒进行编码。

例 临床诊断:头晕,由于一氧化碳中毒

主要诊断:一氧化碳中毒 T58.X0

次要诊断:头晕 R42.X00

外因编码:意外中毒 X47.9

有害效应的外因编码在 ICD-10 卷三中第三部分药物和化学制剂表的最后一栏中查找。有害效应是指在正确使用药物和化学制剂时引起的"过敏"或

"反应"。在编码时,"过敏"或"反应"的临床表现为主要编码,引起有害效应的外因及药品为附加编码。

例 临床诊断:阿司匹林性胃炎

主要诊断:胃炎 K29.-

外因编码:阿司匹林使用的有害效应 Y45.1

(7)医疗并发症的编码:共分为三种情况。第一种,可以归类于人体系统章中的迟发性并发症,如手术后胃空肠瘘 K31.6;第二种,归入人体系统章中专设的手术操作后类目,如腰椎穿刺术后头痛;第三种,不能归类于人体系统章中的即时并发症 T80—T88,如手术后伤口裂开等,因为这类疾病很多属于医疗事故,所以在病案管理中加倍重视,谨慎使用。

(二十)疾病和死亡的外因(V01—Y98)

本章作为第十九章的附加编码。本章的分类轴心是"意图",即意外、故意自害或加害等。

本章的分类说明如下:

(1)在运输事故具体性质未明确时,当事故编码在 V10—V82 或 V87 类目时,假定为交通事故;当事故编码在 V83—V86 类目时,假定为非交通事故。

如果在运输事故中受害者没有明确指出,只是描述为被碰撞、被击中、被杀死等,那么受害者被假定为行人;如果在运输事故中受害者没有明确指出,只指出是事故、碰撞、坠毁等,那么受害者被假定为运载工具的人员或乘员。

在运输事故中,如是车辆转弯失败、失去控制等原因造成的碰撞,则按碰撞事故分类,否则分类于非碰撞事故。在涉及行驶车辆的运输事故中,如是行驶车辆因破损、爆炸等原因所造成的碰撞,则按碰撞事故分类,否则分类于非碰撞事故。

(2)当没有指出具体的原因时,假定为意外中毒,如一氧化碳中毒 X47.-。

(二十一)影响健康状态和与保健机构接触的因素(Z00—Z99)

本章以与医疗机构接触目的或状态为主导词,都是一些非医学术语,如筛选、咨询、健康、状态、个人史、预防性维护、修复、观察、接种、去除、检查、安装等。

本章的分类说明如下:

(1)因某种原因而与医疗机构接触的健康人群,如捐献器官或组织 Z52.9、体检 Z00.0 等。

(2)维持性化疗 Z51.2 以"化疗"为主导词,人工造口的维护 Z43.9 以"维护"为主导词等。

（3）其他矫形外科的继续医疗 Z47 和其他手术的继续医疗 Z48，指主要治疗结束后的后续治疗，如取除骨折内固定装置 Z47.0、手术后更换敷料 Z48.0 等。

（4）恢复期 Z54 与其他手术后状态 Z98 的区别。手术和操作的恢复期中有治疗，如手术后对造口的维护要强调治疗，恢复期可作为附加编码。其他手术后状态是指手术后长期处于某种状态下，如肠搭桥术后和吻合术后。手术或创伤后器官缺失，如胃大部分切除术后 Z90，但是胃大部分切除术后中度营养不良，则是以中度营养不良 E44.0 为主要编码，Z90 为次要编码。手术或创伤后器官缺失不包括四肢后天性缺失 Z89。

（二十二）用于特殊目的的编码（U00—U99）

这是在 ICD-10 第二版中新增的章节，共有对新发生的不明原因疾病的临时安排（U00—U49）和对抗生素产生耐药性的菌株（U80—U89）两节。在 U00—U49 节中，只使用了严重急性呼吸道综合征（SARS）U04 编码。在 U80—U89 节中，只能作为补充或附加编码，其中 U88 耐多种抗生素的菌株指一种菌株对两种以上抗生素耐药，但未明确哪一种抗生素对"主要情况"起决定作用时提供的编码。

五、主要诊断的选择

（一）出院诊断

出院诊断是指患者住院期间医师所确定的最后诊断。在填写住院病案首页出院诊断时，要分主要诊断和其他诊断（并发症、伴随症）。出院主要诊断是指导致患者本次住院就医的主要疾病、原因，包括疾病、损伤、中毒、体征、症状、异常发现或者其他影响健康状态的因素，如腹痛、昏迷等。其他诊断是指除主要诊断及医院感染名称外的最后诊断。

（二）主要诊断选择的规则

1. 总则

一般是将病情最重、花费医疗资源最多、住院时间最长的诊断作为患者的主要诊断，如下面一组疾病：冠状动脉粥样硬化性心脏病、急性下壁心肌梗死、心功能不全、心房纤维性颤动、心力衰竭，应选择急性下壁心肌梗死作为主要诊断。

2.分则

(1)患者一次住院只能有一个主要诊断。

(2)如果病因诊断能包括疾病的临床表现,那么选择病因诊断作为主要诊断。

(3)临床表现是疾病发展过程中出现的某种严重后果,而以临床表现为诊治目的,选择临床表现作为主要诊断。疾病的临终状态不能作为主要诊断。

例 冠状动脉硬化性心脏病 急性下壁心肌梗死

　　　主要诊断:急性下壁心肌梗死(临床表现)

(4)选择已治疾病为主要诊断,未治疾病作为次要诊断。

例 肺炎(已治) 外痔(未治)

　　　主要诊断:肺炎

(5)当出院时未能明确诊断时,以症状、体征或异常的检查结果作为主要诊断。

例 全血细胞减少

　　　主要诊断:全血细胞减少

(6)当有相关明确诊断时,症状、体征和不确定情况不能用做主要诊断。

例 腹痛——急性胆囊炎

　　　主要诊断:急性胆囊炎

(7)出院时仍未能确诊的怀疑诊断,怀疑诊断则按照肯定诊断编码。

例 急性胰腺炎?

　　　主要诊断:急性胰腺炎

(8)急诊手术术后出现的并发症和择期手术前出现的并发症,应根据主要诊断定义选择。

(9)择期手术后出现的并发症,应作为其他诊断。

(10)在少数情况下,若有两个或两个以上的诊断都符合主要诊断标准,则选择本科疾病或有手术的。

(11)当有多个可疑诊断引起的临床症状时,优先选择临床症状做主要诊断。

例 临床诊断:胃溃疡? 溃疡性结肠炎? 失血性贫血

　　　主要诊断:失血性贫血

(12)当有两个疾病或一个疾病伴有并发症时,选用合并编码。

例　临床诊断:慢性胆囊炎　胆囊结石

　　主要诊断:胆囊结石伴慢性胆囊炎

（13）急慢性情况　当慢性病急性发作时,若有合并编码则选择合并编码,为主要诊断;若无合并编码且索引中对急慢性情况有分别编码,则选择急性编码为主要诊断。

（14）后遗症的编码　选择正在治疗的疾病做主要编码,而后遗症（原发病）可作为附加编码。

例　临床诊断:脑梗死后遗症导致偏瘫

　　主要诊断:偏瘫

　　次要诊断:脑梗死后遗症

（15）损伤主要编码的选择　多处损伤以损伤最重的诊断为主要诊断。

（16）操作后情况和并发症编码

①当住院是为了治疗并发症时,并发症为主要诊断。

例　手术后伤口裂开 T81.3　关节固定术后 Z98.1　外科操作后并发症
　　Y83.9（外因）

②当住院过程中出现比入院诊断更为严重的并发症或疾病时,按以下原则选择主要诊断:手术导致的并发症,选择原发病作为主要诊断;非手术治疗或出现与手术无直接相关性的疾病,按一般原则选择主要诊断。

（17）中毒　主要诊断是中毒诊断,其他诊断是临床表现。

（18）多部位灼伤　以灼伤程度最严重损伤部位的诊断为主要诊断。同等程度的,以面积最大部位的诊断为主要诊断。

（19）恶性肿瘤主要诊断的选择

①第一次住院,原发肿瘤与继发肿瘤同时存在,且不是以治疗继发肿瘤为目的,以原发肿瘤为主要诊断。

第一次住院,住院是为了治疗继发肿瘤,继发肿瘤作为主要诊断。

第一次住院,采用放疗或化疗治疗肿瘤,以原发或继发肿瘤为主要诊断。

②手术后化疗、放疗或肿瘤患者的维持性化、放疗,选择恶性肿瘤的化、放疗为主要诊断。

③当对肿瘤进行外科手术切除（包括原发部位或继发部位）,同时采用术后放疗或化疗时,选择恶性肿瘤为主要诊断。

④住院是为了确定患者放、化疗后肿瘤变化情况,主要诊断是原发（或继发）部位的恶性肿瘤。

⑤住院是为了治疗继发部位的恶性肿瘤，继发部位的恶性肿瘤为主要诊断。

⑥恶性肿瘤切除术后发生并发症并因此住院，以并发症为主要诊断。

⑦姑息治疗、术后随诊 Z51、Z08。

⑧复合恶性肿瘤如果仅治疗一处，C97 作为附加编码。

⑨恶性肿瘤患者死亡时的诊断以原发肿瘤为主要诊断。

(20)产科病案主要诊断的选择　选择产科的并发症和(或)伴随疾病为主要诊断。

> **例**　临床诊断：孕 39 周，孕 2 产 1，顺产，胎位 LOA，胎盘滞留
>
> 　主要诊断：胎盘滞留
>
> 　其他诊断：孕 39 周，孕 2 产 1，顺产，胎位 LOA

(三)其他诊断的填写

1.其他诊断是指并发症、合并症和伴随症等次要诊断。

2.在填写其他诊断时，先填写主要疾病并发症，后填写合并症；先填写病情较重的疾病，后填写病情较轻的疾病；先填写已治疗的疾病，后填写未治疗的疾病。

3.其他诊断书写内容包括入院前及住院期间与主要疾病相关的并发症是现病史中涉及的疾病和临床表现，住院期间新发生或新发现的疾病和异常所见，对本次住院诊治及预后有影响的既往疾病，防止医生过度书写其他诊断。

4.各种原因导致原诊疗计划未执行且无其他治疗出院的，原则上患者入院的原因仍然为主要诊断，并将影响原诊疗计划执行的原因(疾病或其他情况等)写入其他诊断。

> **例**　肺癌，准备行肺癌根治术，患者决定暂不接受手术，出院时仍应将肺癌作为主要诊断，另在其他诊断写明因患者决定而未进行操作(Z53.200)

六、在填写疾病诊断时应注意的事项

(一)门(急)诊诊断

门(急)诊诊断同样使用 ICD-10，如只有一条诊断，则应选择本科疾病和重要疾病；如病情基本确诊，则尽量少用症状类诊断术语(如腹痛、头晕)。

(二)填写应完整、准确

所有诊断都应完整而准确，缩写、简写是无法录入的。例如：房颤——心

房纤维性颤动、胃癌——胃恶性肿瘤、冠心病——冠状动脉粥样硬化性心脏病,等等。

(三)尽量少用部位描述词及动词

ICD-10很少使用上下、左右、第几之类的词语,例如:左侧大脑中动脉分叉部动脉瘤——脑动脉动脉瘤、第7—12肋骨骨折——肋骨骨折、左下肺炎——肺炎、腰2椎体压缩性粉碎性骨折伴不全瘫——腰椎骨折伴脊髓损害等。

(四)病理诊断不适用

ICD-10采用的是单纯的临床诊断,病理诊断不完全等同临床诊断,它有专门的分类法来处理(肿瘤形态学,M编码),病案首页也有体现它的专门栏目。现在很多临床医师填的都是病理诊断,如肺小细胞癌——肺恶性肿瘤、弥漫性大B细胞淋巴瘤4期——恶性淋巴瘤等。

(五)肿瘤诊断填写

除上述不能用病理诊断代替外,填写时还应注意以下事项:一般不用"癌"字样表述,"瘤"字样也应慎用,用恶性肿瘤和良性肿瘤表述;首诊、手术、首次化(放)疗用完整的诊断术语,第二次后用恶性肿瘤的维持性化(放)疗或恶性肿瘤术后化(放)疗。

(六)损伤疾病的填写

首先要将损伤疾病的外部因素填写准确、完整,理清不慎、自杀自伤及他杀他伤三要素。其他章可分类的疾病应加"创伤性"字样,如脑血肿——创伤性脑血肿。外伤6个月后再入院不按损伤编码。

(七)取除内固定

除骨折患者采用取除骨折内固定装置外,其他均用取除内固定装置。

第三节　手术操作分类(ICD-9-CM-3)的结构和使用

一、手术操作分类(ICD-9-CM-3)的概述

(一)手术操作分类的发展史

外科手术、内科诊断性和治疗性操作、实验室检查等分类组成了手术操作

分类的外延。最早的现代医学的手术名称列表是 1869 年由美国医学会组织制定的,最终没有结果。最早出版的手术名称是 1874 年由皇家医师学院制定的。目前,共有国际医疗操作分类(ICPM)(WHO 在 1978 年出版)、最新操作术语(CPT)(1966 年美国医学会编制使用)、德国医疗操作分类编码(OPS)、英国外科和手术操作分类(OPCS-4)、澳大利亚国际疾病分类第九版修订本第四卷(ICD-9-AM-3&4 卷)五种手术操作分类方案,其中 CPT 在手术操作分类的发展史上影响较大。我国最早的手术操作分类是北京协和医院病案科于 1921 年开展的手术操作编目。1927 年,北京协和医院病案科编写《疾病、病理情况和手术操作名称》,1935 年以后根据美国的《疾病和手术标准名称》进行疾病和手术分类编目。1980 年,北京协和医院编写《疾病分类和手术分类名称》。卫生部于 1989 年规定美国国际疾病分类临床修订本第三卷(ICD-9-CM-3)作为我国统一使用的手术操作分类编码。ICD-9-CM-3 于 2008 年更新,本节介绍的 ICD-9-CM-3 是 2011 年最新版本。ICD-9-CM-3 的 2011 年版本于 2012 年 10 月执行,它是医院管理(手术分级管理、准入制度)、国家首页手术数据上报、医疗付款、医教研资料检索等的重要依据。

(二)手术操作分类(ICD-9-CM-3)的发展史

1959 年,美国率先编辑手术分类作为 ICD 的补充。1971 年,WHO 组织编写国际医疗操作分类(ICPM-5)。1975 年,WHO 组织 ICD-9 的编写,包括类目表和索引两卷。1978 年,美国组织 ICD-9-CM 的临床修订本更新,适用于疾病数据的报告、报表的编制和资料的比较。ICD-9-CM 在保留原来 ICD-9 两卷内容的基础上,新增第三卷手术操作分类,内容源自改编的 ICPM 第五章。1979 年,美国组织 ICD-9-CM-3 的编写,细分 ICPM 第五章的内容,主要涉及外科手术、显微镜检查、X 线/超声诊断及其他诊疗操作的分类。手术分类变化大、更新快,因此美国每年对 ICD-9-CM-3 进行修订和补充,以保持与现代医学同步。

二、ICD-9-CM-3 的结构

(一)ICD-9-CM-3 的内容

ICD-9-CM-3 分为类目表和索引两部分。类目表共有:操作和介入,不能分类于他处;神经系统手术;内分泌系统手术;眼部手术;其他各类诊断性和治疗性操作;耳部手术;鼻、口、咽部手术;呼吸系统手术;心血管系统手术;造血和淋巴系统手术;消化系统手术;泌尿系统手术;男性生殖器官手术;女性生殖器官手术;产科操作;肌肉骨骼系统手术;体被系统手术;其他诊断性和治疗性操作十八章,除首尾和第五章为非手术性操作外,涵盖了各种诊断和治疗操作,其他各章是外科手术,分类轴心基于解剖学,其中按系统分类是第二、三、七、八、九、十、十一、十五、十六章,按部位分类是第四、五、六、十二、十三章,第十四章产科操作是唯一按专科分类的章节。

在索引中,主导词首先按首字拼音中字母的英文顺序排列。其次,如果首字拼音完全相同,那么就比较第二个字的拼音,依次类推。最后,如字同音,则根据字的四声排列;如字同音同调,则根据字的笔画由少到多排列;如字同音同调同笔画,则可以随意排列。主导词下一级及下属的更次级的排列顺序按字的拼音-英文字母顺序排列。用人名命名的手术名称如有交叉索引,则其编码放在英文条目下。以人名命名的手术名称都放在字母顺序索引的最前面。在索引的每页书眉上标有汉语拼音和其所包含的汉字,以帮助编码人员查找索引。

(二)ICD-9-CM-3 的专业术语、符号和缩写

ICD-9-CM-3 中的标点符号、术语、缩写如见、另见、NOS、NEC、大括号、方括号、圆括号等用法与 ICD-10 完全一致,但又有一些区别,出现了一些新的标点符号、术语、缩写,如类目、亚目、细目、另编、省略编码、NOS 和 NEC。

类目指小数点前两位数,与 ICD-10 相比缺少英文字母,如 08 眼睑手术。亚目指第三位数字(即小数点后一位),如 08.0 眼睑切开术。细目指第四位数字(即小数点后两位),如 08.33 睑下垂修补术。

"另编任何同时进行的操作"或"另编……手术",指在编写主要编码的同时,需要另外编写附加编码。另编共有两种情况,第一种情况指同时完成的手术或操作的各个组成部分也需要编码,如手术肢体内部延长装置植入 84.54 另编码;肢体延长操作(78.30—78.39),这里的"另编码"提示在手术肢体内部延长装置植入术中肢体延长操作也需编码;第二种情况指在手术中使用特殊附属操作或设备也需编码,如腔静脉-肺动脉吻合术中心肺分流术[体外循环][心肺机](39.61),这里的心肺分流术[体外循环]作为附加编码也要编码。

省略编码指某个手术作为整个手术中的一个必需步骤,不用编码,如关节切开术作为手术入路可以省略不编。

NOS 指手术方式、部位、方法、入路等方面未特指。NEC 指缺少手术具体方式、部位、入路等,如性转变手术 NEC 64.5。

三、ICD-9-CM-3 的使用

（一）手术编码查找方法

手术编码的查找方法和疾病分类编码的查找方法相同，第一步是明确手术方式（必要时参考手术记录以获取更多信息），确定主导词。第二步是查找索引，在索引中根据必需和非必需修饰词找到合适编码，若未找到，则扩大主导词范围或变通主导词，在此过程中要始终注意索引中的见、另见等交叉索引。"见"明确提示直接到别处查找。修饰词分为必需修饰词和非必需修饰词。必需修饰词直接影响编码的选择，如喉气管切开术（暂时性）31.1、（永久性）31.29。非必需修饰词指主导词或必需修饰词后面圆括号内的一系列术语，其不影响编码的选择，如虹膜切除术（基底性）（周围性）（全部）12.14。"另见"指当不能根据现在的主导词找到合适编码时，"另见"引导编码者到另一个主导词下查找。"见类目"引导编码者到类目表进一步查找或参考特指部位，如瘘管切除术-另见闭合，瘘，部位。第三步，核对类目表，注意章、节、类目、亚目中的包括和不包括注释。

（二）影响手术编码的要点

要准确对手术操作进行编码，首先要了解手术操作名称的组成成分。手术操作名称主要由部位＋式式＋入路＋疾病性质组成，另外手术操作伴随的特殊器械和方法、手术目的也是手术操作的组成部分。由此可见，手术编码的分类轴心以解剖分类为轴心，伴以手术方式为副轴心。其次，手术操作名称的准确、完整直接影响编码的准确性，一个不够详细、准确及完整的手术操作名称不能给予一个恰当的手术编码。因此，在手术编码中必须指出具体的手术部位和范围，如根治性乳房切除术应指出单侧 85.41 和双侧 85.42；明确手术方式，如动脉瘤修补术中钳闭术 39.51 和动脉瘤冷凝术 39.52；确定疾病性质，如胰腺囊肿-空肠吻合 52.4 术中胰腺性质；说明手术入路，如垂体腺部分切除术的手术是经前额或经蝶骨入路；了解伴随的其他手术，如虹膜切除术 12.14-伴有囊切除术 13.65；提示手术目的，如视网膜冷凝术中为了再接 14.52 和为了撕裂的修补 14.32，才能准确编码。

（三）主导词的类型

在编码查找时，确定主导词是最重要的一步。主导词有三类，第一类是基本手术或操作方法的类型，置于整个术语的尾部，如结肠憩室切除术的主导词是切除术。第二类是手术部位结合基本式式的形式，如鼓室交感神经切除术

的主导词是鼓室交感神经切除术中。第三类是英文专有名词或音译名手术。以英文原名,即英文字母为准给予编码,中文译名与英文原名之间建立交叉索引。如 Barr 手术 83.75,见巴尔手术-见 Barr 手术。确定手术或操作名称的主导词应本着从后向前的原则,即先以第一类主导词基本术式查找,若没有则再向前扩大主导词范围,按第二类主导词查找,若还未找到,则需变通主导词或从类目表中排查。常见的主导词有切除术、修补术、去除术、植入术、插入术、切开术、引流术、移植物或移植术、修复术、置换术。主导词是"切开"的手术为引流术、探查术等,主导词是"修补术"的手术为缝合术、闭合术、移植术、补片术、结扎术、切除术、烧灼术等,分流术、搭桥术、吻合术、旁路术互为转换成主导词。

(四)其他编码规则

在内镜编码查找方法中,单纯内镜检查以"内镜检查"为主导词,经内镜的活组织检查以"活组织检查"为主导词,内镜检查伴有治疗的,按切除术或破坏术查找。

在肿瘤手术操作中,没有指出具体的切除方式,将假定为"病损切除术"进行编码。如是良性肿瘤,则按该部位病损或部分切除术编码;如是恶性肿瘤,且对该器官行全切术,则按该器官的切除术编码。具体编码的选择受术中切除范围影响,从小到大依次为病损切除→局部切除→部分(大部分)器官切除→全器切除→全器切除加周围组织切除,注意是否需要另编淋巴结清扫肿瘤根治术以"切除术"为主导词。

(五)手术方式的基本类型

手术方式的基本类型有切开术、诊断性操作、病损或组织的局部切除和破坏、组织切除、移植术、吻合术(分流术和搭桥术)、修补术 7 种,其中切开术包括引流术、异物取出术、探查术、减压术、穿刺术、切断术、消除术、脓肿去除术和血肿去除术 9 种,修补术包括建造术、成形术、再造术、整形术、重建术、矫正术、扩张术、缝合术、造瘘术、松解术和移植术 11 种。

(六)主要手术或操作的选择

主要手术或操作是与主要诊断的疾病相对应开展的手术或操作。在病案首页手术操作栏第一行填写主要手术操作。具体规则如下:

(1)根据主要疾病诊断确定主要手术和操作。

(2)多次手术的,以这次手术目的、技术难度最大、过程最复杂、医疗资源消耗最多、花费最大的手术为主。

例1 患者因子宫肌瘤和卵巢囊肿入院,医生诊断是子宫肌瘤,行腹腔镜下子宫次全切和卵巢囊肿造袋术。

主要手术:腹腔镜下子宫次全切术 68.31

例2 患者因胆管结石入住消化内科,在完善各项术前准备后,施行内镜下逆行胰胆管造影与内镜下括约肌和十二指肠乳头切开术。

主要手术:内镜下括约肌和十二指肠乳头切开术 51.85

次要手术:内镜下逆行胰胆管造影 51.10

例3 患者行横结肠切除术(手术目的)伴大肠-大肠非端对端的吻合术。

主要手术:横结肠切除术(手术目的)45.74

次要手术:大肠-大肠非端对端的吻合术 45.94

例4 患者78岁,男性,因右侧膝关节骨质增生入住骨科,完善术前检查,行全膝关节置换术,术后1周因左眼白内障转入眼科,行白内障超声乳化术和人工晶体置入术,术后3天从眼科出院。

主要手术:全膝关节置换术 81.54

次要手术:人工晶体置入术 13.71　　白内障超声乳化术 13.41

(3)主要手术或操作的选择只重规则,与其出院科室无关。

(4)当同时存在手术和操作时,先编码手术,再编码操作。

(5)当诊疗性操作和治疗性操作并存时,选择治疗性操作在先,诊断性操作在后。先根据病情轻重对治疗性操作和诊断性操作进行排序,病情重的操作放在首位,再根据操作日期先后排序。

四、ICD-9-CM-3 各章内容介绍

(一)操作和介入,不能分类于他处(NEC)(00)

本章是新增的辅助章节,是指分类不到其他章的介入治疗,包括00.0治疗性超声(循环系统治疗性超声和非血管治疗性超声)、药物制剂00.1(如白细胞介素-2)、血管的血管内超声00.2(非治疗性超声)、计算机辅助外科手术00.3、附属血管操作00.4、其他心血管操作00.5(心脏再同步治疗)、血管操作00.6等。

1.介入治疗

血管内介入和非血管内介入是介入治疗的两种类型。

2.超声

心电图是传统的冠心病检测方法;冠状动脉造影是诊断冠状动脉狭窄的主要方法和标准,但有一定的局限性;而血管内超声显像能准确反映病变的性

质及程度,是评价冠心病新的标准。超声分为介入性超声和诊断性超声(非侵入性超声)两类,介入性超声分为非治疗性超声(血管内超声显像00.2)和治疗性超声(循环系统治疗性超声00.01—00.03,非血管治疗性超声00.09)两类,诊断性超声分为一般诊断性超声88.7和特殊器官超声(眼95.13,内耳20.79,心内超声心动图37.28)。

3.计算机辅助外科

计算机机器人是辅助外科手术的重要手段之一,因此计算机机器人是辅助编码00.3。达·芬奇手术机器人是一种计算机机器人,常用于泌尿手术。

4.附属血管系统操作

按血管的操作数量编码为00.40—00.44,按支架植入的数量编码为00.45—00.48。这些编码适用于冠状血管和周围血管。同时,将这些编码与其他操作编码一起使用,以提供血管的操作数量和支架植入的数量等信息。

5.支架植入

支架分为裸支架、药物涂层支架和药物洗脱支架三种。对于不同血管支架植入,其编码不一样。血管支架置入术或植入术的主导词为"插入"。血管支架置入术分为冠状血管支架置入术和周围血管支架置入术和非冠状血管支架植入(裸支架或药物涂层支架)(00.63—00.65)。裸支架植入术39.90、药物涂层支架植入术39.90和药物洗脱支架植入术00.55是周围血管支架植入术的三种类型,裸支架植入术36.06、药物涂层支架植入术36.06和药物洗脱支架植入术36.07是冠状血管支架置入术的三种类型。

6.血管成形术

血管成形术分为入脑前血管成形术00.61、入颅内血管成形术00.62和经皮腔内冠状动脉成形术(PTCA)00.66三种。

(二)神经系统手术(01—05)

本章分类是按中枢神经系统和周围神经系统自上而下的解剖结构来排列的。本章主体分类虽然是手术,但也包括了一些非手术性操作的编码,如01.1颅、脑和脑膜诊断性操作。切开术、引流术、探查术三者的主导词可以互用,分流术、吻合术、旁路术三者的主导词可以互为参见。插入、置入术、植入术以"插入"为主导词;修补术包括缝合、闭合、移植、补片、结扎、切除、烧灼等;清创术包括缝合术,而缝合术不包括清创术。

(三)内分泌系统手术(06—07)

手术范围是甲状腺、甲状旁腺、肾上腺、松果体、垂体腺和胸腺的手术,不包括胰腺、卵巢以及睾丸的手术。本章的主导词是"切除术"和"切除术(部分)"。"切除术"指器官或结构的全部切除,"切除术(部分)"指器官或结构的部分切除。在手术编码中,因为其范围更为广泛,一般使用第一个主导词。但也有特殊情况,如甲状腺切除术06.39的主导词为"甲状腺切除术"。

在实际编码时,甲状腺切开术与甲状腺区切开术编码相同,甲状腺一侧叶全切除术(伴峡部)与单侧甲状腺叶切除术06.2编码相同,甲状腺大部分切除术与部分甲状腺切除术06.39编码相同,甲状腺叶切除术与部分甲状腺切除术06.39编码相同,甲状腺次全切除术与部分甲状腺切除术06.39编码相同,甲状腺根治术与甲状腺全切术06.4编码相同,甲状腺全切除术伴喉切除与甲状腺全切术06.4编码相同,甲状腺残留切除与甲状腺全切术06.4编码相同,甲状腺瘤切除术与甲状腺病损切除术编码相同。

在异位甲状腺切除术(如舌部甲状腺切除术)编码时指应明手术入路,是经颔下还是口腔。垂体腺切除术的主导词是"切除术",首次要确定手术范围是部分或是全部,其次要确定手术入路是经额部或是经蝶部。肾上腺切除术07.22的主导词是"肾上腺切除术"或"切除术",编码时要区分单侧、双侧、部分、全部和残留。

(四)眼部手术(08—16)

眼由眼球和眼的附属器官组成。眼球分为眼球壁和内容物。眼球壁分为外膜、中膜和内膜。外膜是眼球纤维膜,包括角膜和巩膜两部分。内膜内容物是晶状体、玻璃体和房水。本章主导词是"切开术""切除术""修补术""重建术"。

1.眼睑手术

眼睑手术共有以下3类。

(1)眼睑的切除(病损、楔形、板层、全层)08.2

(2)睑内翻(睑外翻)矫正术

主导词:修补术

  -睑下垂08.3

  -睑内翻08.49

  -睑外翻08.4

(3)眼睑重建术

08.6重建用皮瓣或移植

08.7重建不用皮瓣或移植物

2.泪器系统手术

泪器系统手术主要指结膜泪囊鼻腔吻合术09.824。

3.结膜和角膜手术

结膜和角膜手术主要有以下 2 种。

例 1 翼状胬肉切除术伴角膜移植

主导词:角膜切除术

        -用于翼状胬肉 11.39

        --伴角膜移植 11.32

例 2 角膜移植术

主导词:角膜成形术(穿透性、板层、自体)

        -移植术 11.60

如是异体角膜移植,则要注明供体来源(00.91—00.93)。

4.青光眼手术

青光眼是一种发病迅速,眼内压间断或持续增高导致视神经萎缩、视野缺损、视力减退的一种严重眼科疾病。眼内压增高会对眼球及周围组织造成损害,不及时治疗可致视野缺损而失明。青光眼手术共有以下 4 种。

(1)建立新的眼内房水流出途径的手术,包括建立眼内前后房之间新的通路的手术,如虹膜周切术 12.14。

(2)建立新的眼外房水流出途径的手术,包括滤过性手术,如小梁切除术 12.64、房内引流物植入术 12.67。

(3)疏通原来的房水流出途径的手术,如前房角切开 12.52、房角分离术 12.59、小梁切除术 12.64。

(4)减少房水生成的手术,如睫状体冷冻 12.72、透热及速凝术 12.71。

5.白内障手术

白内障手术共有白内障囊外摘除术 13.59、白内障囊内摘除术 13.19、白内障抽吸术 13.3、白内障超声乳化术 13.41、晶体囊膜切开或切除术 13.9 和光学虹膜切除术 6 种手术,主导词是"摘除术(抽吸术)"。要注意区分人工晶体的植入术是一期还是二期,若是一期手术,则除编人工晶体一期植入术 13.71 外,还要对不同手术方式的摘除术进行编码;若是二期手术,则只要编人工晶体的一期植入术 13.72,主导词是"插入"。

6.视网膜脱离手术

视网膜脱离分为孔源性、渗出性和牵拉性 3 种。视网膜脱离手术有环扎术、环扎＋巩膜外加压术等。

以下是几例常见视网膜脱离手术的编码。

例1 患者因反复视网膜脱离住院,经后路玻切玻璃体、注入重水后,视网膜复位。

后路玻璃体切除术的目的是治疗视网膜脱离,其编码为14.74;玻璃体腔重水注射术,用于视网膜复位,则编码为14.59。

例2 患者因反复视网膜脱离住院,经玻璃体气液交换、眼内激光、玻璃体硅油注射,视网膜复位。

经玻璃体气液交换术的目的是治疗视网膜脱离,其编码为14.79;视网膜脱离激光治疗术,其编码为14.54;玻璃体硅油置入术,用于视网膜再附着,其编码为14.59。

7.热灼术

热灼术的主导词查"烧灼术"。

8.透热术

例 脉络膜病损透热术 14.21　　主导词"透热疗法"

9.冷疗法

例 电凝视网膜撕裂冷冻修补术(冷疗法)14.32　　主导词"修补术"

10.眼内异物去除

眼内异物去除手术分为磁铁吸出手术和切开去除手术,但不同手术编码不一样。

例 眼睑异物不切开去除98.22,眼睑异物切开去除08.09。

11.眼肌手术

临床手术名称斜视矫正术就是眼肌手术,但这个手术名称不规范。编码员在编码时需仔细查阅手术记录单,第一步要分清眼肌是一条、两条或多条,第二步要分清眼肌手术方式是全部暂切断、部分切断和不切断,其中对于不切断的手术,需要分清徙前术、缩短术、后徙术和延长术。

(五)其他各类诊断性和治疗性操作(17)

这是一个新增的类目,包括以下亚目:

17.1　腹腔镜单侧腹股沟疝修补术(伴有移植物或假体)

17.2　腹腔镜双侧腹股沟疝修补术(伴有移植物或假体)

17.3　腹腔镜下大肠部分切除术

17.4　机器人援助手术(计算机援助机器人手术、外科医师控制的机器人手术等)

17.5　附加的心血管操作

17.53　经皮颅外血管粥样硬化切除术

     定向粥样硬化切除术

     准分子激光粥样硬化切除术

     旋磨激光粥样硬化切除术

     经激光切除术

  17.54 经皮颅内血管粥样硬化切除术

     定向粥样硬化切除术

     准分子激光粥样硬化切除术

     旋磨激光粥样硬化切除术

     经激光切除术

  17.55 经管腔冠状动脉粥样硬化切除术

     定向粥样硬化切除术

     准分子激光粥样硬化切除术

     旋磨激光粥样硬化切除术

     经激光切除术

  17.56 其他非冠状血管粥样硬化切除术

     经皮经管腔动脉粥样硬化切除术

 17.6 诱导下激光间质热疗法

 17.7 其他诊断性和治疗性操作

  17.71 手术中非冠状动脉造影

 17.8 其他附属性操作

其中17.5心血管操作的主导词是"动脉粥样硬化切除术"。

（六）耳部手术（18—20）

1.矫正术

  煽风耳矫正术或耳前突矫正术指主要通过修补或重建手术调整耳的位置，主导词为"修补术"或"重建术"，编码18.5。

2.再造术和重建术

  再造术又称再建造术，是采用患者自身组织或高科技生物材料移植手术重新再造器官，如耳缺失的再造术。重建术是通过手术完善原有的器官的功能或者形态，如中耳乳突封闭术的主导词"修补术"-乳突（窦）（腔）19.9。

3.撼动术

  通过镫骨撼动术19.0用于治疗耳硬化症。

4.内耳注射和鼓室注射

  两者操作的主导词是"注射"或"破坏"。鼓室注射指在鼓室中注射庆大霉素治疗梅尼埃病等眩晕疾病。

5.人工耳蜗植入

主导词:插入

　　-电测

　　--耳蜗 20.96—20.99

（七）鼻、口、咽部手术（21—29）

鼻、口、咽部手术主要有以下几类。

1.鼻出血控制

主导词"控制"-出血,根据方法在细目上有所区分。

前鼻孔填塞 21.01

后鼻孔填塞 21.02

烧灼 21.03

动脉结扎 21.04　21.05　21.06

其他方法 21.09

2.鼻中隔手术

鼻中隔手术临床上称为"鼻中隔偏曲矫正术"或"鼻中隔矫正术"。"鼻中隔偏曲矫正术"是一个不规范的手术名称,规范的手术名称是"鼻中隔黏膜下切除术",应按"鼻中隔黏膜下切除术"编码。主导词"切除"-鼻中隔黏膜下25.1,或主导词"鼻中隔成形术"-用于鼻中隔黏膜下切除 21.5。

3.鼻腔内镜手术

鼻腔内镜手术的目的是精确清除病变组织和骨头,恢复鼻窦正常的功能。鼻窦有 4 对,左右成对,起共鸣作用,保护眼和颅。从上往下,鼻窦依次顺序前窦—筛窦—蝶窦—上颌窦。鼻腔内镜手术已扩展到眼科的眶尖、眶内和颅底区域。在鼻腔内镜手术分类时,尚未体现内镜下的治疗编码。例如,内镜下鼻中隔黏膜下切除 21.5、内镜下上颌窦根治术 22.31 等。

4.鼻内上颌窦切开术

鼻内上颌窦切开术传统的手术方法称为上颌窦根治术,临床上常称"下鼻道开窗术",这是一个不规范的手术名称。

上颌窦切开术或上颌窦根治术的主导词"窦切开术（鼻的）"-上颌窦 22.31。

5.成形术、整形术、修补术

成形术、整形术、修补术一般以"修补术"为主导词,因为"修补术"范围更为广泛,如鼻、咽成形术以"修补术"为主导词。

6. 功能性内镜鼻窦手术

主导词:窦切开术

　　　　-上颌窦

　　　　--外部入路

　　　　---多个 22.53

7. 鼻骨部分切除术

主导词:切除术

　　　　-病损

　　　　--鼻

　　　　---特指部分 21.32

8. 腮腺部分切除术

主导词:切除术

　　　　-涎腺

　　　　--部分 26.31

9. 鳃裂瘘切除术

主导词:瘘管切除术

　　　　-鳃裂 29.52

10. 颞颌关节成形术

主导词:关节成形术

　　　　-颞下颌 76.5

11. 悬雍垂腭咽成形术

主导词是"悬雍垂腭咽成形术"27.69 或"咽成形术"29.4。

(八)呼吸系统(30—34)

呼吸系统手术主要有以下几类。

1.声带手术

声带麻痹手术分为Ⅰ—Ⅶ型,上述手术只能分到喉的其他手术,主导词"修补术"-声带 31.69。

2.肺手术

肺部手术从轻微的部分到全部,主导词"肺切除术""叶切除术""切除术"。

胸腔镜下肺楔形切除术 32.20

胸腔镜下肺叶节段切除术 32.30

胸腔镜下肺叶切除术 32.41

胸腔镜下全肺切除术 32.50

3.肺萎陷手术

肺萎陷这种疾病发生较少,其有如下两个编码,主导词为"萎缩"。

膈神经破坏术用于肺萎陷 33.31

气腹用于肺萎陷 33.33

4.胸膜划痕术

胸膜划痕术施行较少,自发性气胸治疗采用该手术。在 34.6 编码下,包括胸膜划痕术和胸膜硬化术,不包括注射硬化剂固定胸膜 34.92。

5.肺大疱结扎术

(1)在肺周围组织良好情况下,行肺大疱切除术,主导词为"折叠术"-大疱(气肿性),肺 32.21。

(2)在肺周围组织有炎性病变或明显纤维化情况下,行肺叶切除术 32.41。

6.喉切除术

喉切除术分为半喉、部分、全部和根治性(淋巴结清扫＋甲状腺切除＋气管造口)手术。

半喉切除术 30.1

全部喉切除术 30.3

根治性喉切除术 30.4　完全喉切除术伴根治性淋巴结清扫术(伴咽部切除、气管造口)

7.声带息肉 30.09

8.气管切开术

气管切开术分为暂时性气管造口术 31.1 和永久性气管造口术 31.29。

9.气管切除术

气管切除术(部位＋病损)31.5

支气管切除术(病损切除 32.09,部分切除 32.1,内镜下切除 32.0)

10.喉、气管、喉-气管瘘管切除术和瘘闭合术

主导词是"闭合"或"瘘管切除术"。

11.支气管镜检查

(1)经人工造口的光导纤维支气管镜支气管活组织检查伴肺刷洗活组织检查 33.24,主导词为"冲洗"。

(2)支气管灌洗 96.56

(3)全肺灌洗 33.99

12.肺减容术

（1）肺减容术指手术切除过度通气、无功能肺组织，主导词"减缩术"-肺容量 33.22。

（2）生物学肺减容术是肺气肿晚期的一种治疗方法，主导词"减缩术"-肺容量-生物学（BLVRS）33.79。

13.漏斗胸矫正术

主导词"修补"-漏斗胸 37.4。

（九）心血管系统手术（35—39）

1.辅助心血管手术的体外循环

主导词为"体外"，编码 39.61。

2.心脏瓣膜手术

心脏瓣膜手术主要分为瓣膜修复和置换两类。心脏瓣膜的修补术、切开术分为闭合性（35.0）和开放性（35.1）两种。例如，二尖瓣闭式扩张术 35.02 是闭合性的手术，主导词为"瓣膜切开术"。二尖瓣缝合术 35.12 是开放性的手术，主导词为"瓣膜成形术"或"修补术"。值得注意的是，经皮的球囊瓣膜成形术不分类于闭合性心脏瓣膜手术，有独立的编码 35.96。以下为常见的 4 种心脏瓣膜手术。

（1）瓣膜切开术　闭合切开经心房和经心室，心脏瓣膜分为二尖瓣、三尖瓣、主动脉瓣和肺动脉瓣。

（2）瓣膜成形术（无置换的开放瓣膜切开）　心脏瓣膜分为二尖瓣、三尖瓣、主动脉瓣和肺动脉瓣。

（3）瓣膜置换术（瓣膜切除伴置换）　瓣膜置换术分为组织移植物（自体、异体、同种移植物）生物瓣和假体移植（部分、合成、全部）机械瓣 2 种。

（4）房、室间隔修补术（假体）

① 房间隔修补术-假体修补（卵圆孔）

切开 35.51 闭合法和心房间隔伞植入 35.52

②室间隔修补术-假体修补

切开 35.53 闭合 35.55

③心内膜垫缺损-假体修补　房间隔缺损＋瓣膜缺损 35.5

3.先天性心脏病（Ⅰ期矫正术）

（1）法洛四联症全部修补术 35.81　部分修补术:按具体手术编码

（2）肺静脉异常的矫正术 35.82

（3）动脉干修补 35.83

（4）大血管异位的矫正术 35.84　主导词"修补术""转位"

4.心脏血管手术(冠状动脉)

(1)注射溶栓剂(或血小板抑制剂)36.04

(2)血管成形术(去除梗阻)

　　开放性(入胸)36.03

　　去除梗阻 36.09

　　经皮腔内冠状动脉成形术(PTCA)00.66

　　支架植入分为裸支架植入 36.06、药物涂层支架植入 36.06 和药物洗脱支架植入 36.07。

　　冠状动脉搭桥术 36.1

　　心肌血管成形术 36.3

5.心脏和心包手术

(1)开胸消融 37.33

(2)经血管(数字减影血管造影)37.34

(3)经胸腔镜下 37.37

6.起搏器编码

起搏系统包括起搏器(金属盒中电路和电池)、起搏器的导线(绝缘导线)和程控仪。

(1)导线的置入、置换、去除、修复、心脏装置的囊袋修复和临时起搏器置入 37.7

　　首次置入导线 37.70 NOS

　　首次经静脉入心室置入导线 37.71

　　首次经静脉入心房和心室置入导线 37.72

　　首次经静脉入心房置入导线 37.73

　　心外膜导线置入 37.74

　　导线修复术 37.75

　　电极置换 37.76

　　导线去除 37.77

　　临时起搏器置入 37.78

　　心脏囊袋的修复与再定位 37.79

(2)起搏器不同类型装置的置入、置换、去除、修复 37.8

　　首次置入或置换永久性起搏器 37.80 NOS

　　单腔起搏器置入,未特指节律反应 37.81

　　单腔起搏器置入,特指节律反应 37.82

双腔起搏器置入 37.83

单腔起搏器置换,未特指节律反应 37.85

单腔起搏器置换,特指节律反应 37.86

双腔起搏器置换 37.87

起搏器去除或 CRT-P 去除 37.89

起搏器装置修复术 37.89

7.血管手术

血管分为动脉和静脉(非冠状血管),部位共用细目 0—9。

(1)血管切开(血栓)去除 38.0

(2)血管切除伴吻合术 38.2(无移植物)

　　颈动脉瘤切除伴颈动脉吻合术 38.32

(3)血管切除伴置换术 38.4

　　颈动脉切除伴大隐静脉植入 38.42

(4)血管内修补术 39.7(动脉瘤、动静脉瘘)　血管内修补术包括血管内栓塞、植入、闭合、去除、修补、移植物、插入。

腹主动脉血管内修补 39.71

头和颈部血管内修补 39.72

胸主动脉血管内修补 39.73

头和颈部血管内裸弹簧栓塞或闭合 39.75

头和颈部血管生物活性弹簧血管内栓塞或闭合 39.76

8.搭桥术、吻合术、旁路术

(1)旁路移植术即旁路术,又称搭桥术,主要用于血管、消化道和泌尿道,主导词是"旁路"或"吻合"。

(2)冠状动脉血管搭桥术的分类(36.10—36.19)　在编码时要区分动脉的数量,有一根动脉、两根动脉、三根动脉、四根或更多数量动脉的搭桥术,如果病案中未记录是几根动脉的搭桥术,就假定为一根动脉的手术编码。

(3)吻合术指对两个外伤或其他原因造成的断端通过手术进行再连接。

例　颈部-腋动脉吻合术,人工架桥

主导词:吻合术

　　　-颈

　　　--锁骨下动脉 39.22

在查找索引的修饰成分中不能找到腋动脉,根据解剖知识得知腋动脉是锁骨下动脉的一部分,因此腋动脉归入锁骨下动脉类别。

9.止血术

主导词为"控制"。

10.冠状动脉溶栓

主导词为"输注"。

(十)造血和淋巴系统手术(40—41)

1.淋巴结构手术

淋巴结构包括淋巴结和淋巴管两部分。根据手术目的不同,淋巴结构的切除编码亦不同,如为了活组织检查,则编码40.11;如是治疗性的切除,则编码40.2;如是防止肿瘤转移的区域性的清扫术和根治术,则编码在类目40.3—40.5。

例 单侧甲状腺癌根治术,单侧颈淋巴结清扫术 06.2 40.41

主导词是"甲状腺切除术 NEC-单侧"和"切除术-淋巴的"。

2.骨髓和造血干细胞移植

骨髓或造血干细胞移植编码41.0,脐血干细胞移植编码41.06,骨髓供体要用编码00.91—00.93来说明。

(十一)消化系统手术(42—54)

消化系统手术按消化器官从上到下排列,在每一个消化器官中,从外到内又按切开、诊断性操作、病损切除术、部分切除、全部切除的规律来排列。

1.间置术

间置术指在管腔中间放置另一段管腔。共需三个编码,一个切除管腔的编码,一个是间置术的编码,一个是间置物的切除术的编码。

例 食管部分切除术伴胸内结肠间置术

编码:42.41 食管部分切除术

42.55 胸内食管吻合术伴结肠间置术(胸内结肠代食管术)

45.52 大肠段部分分离术

2.胃的手术

胃造口术:经皮内镜下胃造口术 43.11

胃病损切除术:息肉、肿物、溃疡、曲张静脉 43.41

胃部分切除术(43.5—43.9)

胃近端切除术(食管吻合术)43.5

胃远端切除术伴胃空肠吻合术(毕Ⅱ式)43.7

胃袖状、楔形切除 43.89

全胃切除手术 43.99

　　全胃切除伴食管与空肠吻合 43.99

　　全胃切除伴食管与十二指肠吻合 43.99

　　腹腔镜下全胃切除伴食管与空肠吻合手术 43.99

3.肠的手术

(1)肠的手术分为造口术、切除术和间置术 3 种。

肠段分离术为间置(小肠、大肠)45.51—45.52

小肠的部分和全部切除(十二指肠、空肠、回肠、多节段、全部)45.6

大肠的部分和全部切除(回肠末端与盲肠、回肠与结肠、结肠)45.7

腹内全结肠切除术 45.8(腹腔镜下 45.81,开放式 45.82)

肠吻合术(非端与端肠吻合式)45.92—45.94

　　小肠与小肠吻合式 45.91

　　大肠与大肠吻合式 45.94

内镜与腹腔镜:17.33 腹腔镜下右半结肠切除术

　　　　　　　17.36 腹腔镜下左半结肠切除术

(2)其他直肠手术

经前会阴超低位直肠前切除术 48.59(保肛)

经骶尾后入路直肠切除术 48.61(直径<3cm 的中下段癌)

经肛门内镜直肠显微手术 48.36(直肠中上段肿瘤)

经骶经肛门括约肌直肠病损切除术 48.69(中低位直肠肿瘤)

经腹直肠切除术 48.69(经肛门结肠肛管吻合器吻合术 45.97)

全直肠系膜切除术 48.59

痔上黏膜及黏膜下层环切术(吻合器)49.49

经肛门吻合器直肠切除术 49.74(直肠黏膜脱垂、前凸、松弛)

(3)直肠癌根治术　　直肠癌根治术不是一个规范的手术操作名称,有许多手术方式,只有根据具体的手术方式才能正确编码,编码范围是 48.5—48.6。

常见术式有经腹会阴联合直肠切除术(Miles 手术,切除直肠、肛管、乙状结肠所属系膜、腹膜、骶尾肌肛周皮肤)48.52 和经腹直肠前切除伴结肠造口术(Hartmann 手术)48.59 需二期远端肠道重建两种。

4.肝脏手术

肝的病损(部分)切除术 50.2

肝叶切除术 50.3

全肝切除术 50.4

肝移植 50.5　人工肝 50.51 肝移植(供体 00.91—00.93)

5.内镜下胆囊和胆道手术

内镜下逆行胰-胆管造影 51.10

内镜下逆行胆管造影 51.11

内镜下十二指肠乳头肌切开术 51.85

内镜下鼻胆管引流术 51.86

内镜下胆管支架置入术 51.87

内镜下胆管取石术 51.88

内镜下胰管造影 52.13

6.腹股沟疝修补术

疝按部位分为直疝、斜疝、股疝、脐疝、白线疝、切口疝和膈疝,按性质分为易复发性疝、难复发性疝、嵌顿疝和绞窄疝。

腹股沟疝修补术由有张力疝修补术(适用于儿童,通过肌肉拉紧缝合)发展为现在的无张力疝修补术。无张力疝修补术包括开放式疝修补术和腹腔镜下疝修补术,开放式疝修补术包括平片无张力修补术(最经典的手术)和网片无张力修补术,腹腔镜下疝修补术包括腹膜内疝修补术和腹膜外疝修补术。

7.剖腹探查术

治疗性手术和剖腹探查术同时进行,以治疗性手术为主要编码,可以省略剖腹探查术 54.11。例如,剖腹探查,胆囊部分切除术应编码胆囊部分切除术 47.0。

(十二)泌尿系统手术(55—59)

1.脐尿管切除术

脐尿管未闭称为脐尿管瘘或脐瘘,属于膀胱疾病,因此脐尿管切除术也称脐尿管瘘切除术。脐尿管切除术属于膀胱的其他切除术 57.5 下,主导词"切除术"-脐尿管,编码为 57.51。

2.根治性膀胱切除术

男性根治性膀胱切除术指膀胱、前列腺、精囊和脂肪等男性盆腔内容物剜出术。女性根治性膀胱切除术指膀胱、尿道和脂肪等部分内容物去除,全部盆腔内容物切除术则分在女性生殖器官手术章节中。根治性膀胱切除术包括尿路转流术,故尿路转流术作为根治性膀胱切除术的辅助编码,编码为 56.51—56.79,包括皮肤的输尿管-回肠吻合术 56.5、尿路内转流术 56.7 等。

3.泌尿系结石治疗

泌尿系结石治疗共有手术治疗与非手术治疗两大类。这里指泌尿系结石手术治疗,共有肾盂或肾窦切开取石术 55.11(主导词"去除"-结石)、肾实质切开取石术 55.01、肾部分切除术 55.4、单侧肾切除术 55.51(主导词"肾切除术")、输尿管切开取石术 56.26 和套石术 6 种方法。

4.尿道会师术

尿道会师术即探子通道术,主导词用"探子通道,尿道"58.6。

（十三）男性生殖器官手术(60—64)

1.前列腺射频疗法

前列腺射频疗法归类于前列腺的其他手术,是通过射频电流破坏病变组织的手术,主导词是"破坏"。

2.男性绝育术

男性绝育术包括输精管结扎术（输精管挤压、输精管切断）63.71、精索结扎术 63.72 或输精管切除术 63.73 等,未特指手术部位及类型的男性绝育术编码为 63.70。输精管结扎术查主导词"结扎"-输精管 63.71。

3.男性去势术

男性去势术即双侧睾丸切除术 62.4,主导词为"睾丸切除术"或"阉割"。

4.性转变手术

性转变手术有女性转为男性或男性转为女性两种易性手术。性转变手术由一系列手术组成,如男性转为女性需要进行男性生殖器官的切除术和阴道的重造术,因此在编码时应全部编码。性转变手术 NEC 64.5 假定为女性转为男性的易性手术。

（十四）女性生殖器官手术(65—71)

1.卵巢癌根治术

卵巢癌分为四期,对于不同卵巢癌分期其编码亦不同。根据具体手术部位加以编码,如卵巢癌全切术指全子宫及双附件切除、大网膜切除、阑尾切除术、盆腔及腹膜后淋巴结清扫术。对于卵巢癌早期（Ⅰ—Ⅱa 期）患者,手术范围是全子宫及双附件切除、大网膜切除、腹膜后淋巴结切除等。对于卵巢癌晚期（Ⅱb—Ⅳ 期）患者,手术范围是盆腹腔内各脏器切除及腹膜后淋巴结切除等。

2.女性去势术

女性去势术指女性双侧的卵巢切除术,一般用于减少乳腺癌的复发。查找编码时,主导词为"卵巢切除术",手术编码是 65.51。腹腔镜下双侧卵巢切除术手术编码是 65.53。

3.女性绝育术

女性绝育术包括输卵管结扎术、粘堵术、切断术和腹腔镜下输卵管电凝术。

例1 双侧输卵管结扎术和挤压术

主导词:结扎

   -输卵管

   --伴

   ---挤压(和结扎) 66.31

例2 双侧输卵管结扎术和切断术

主导词:破坏

   -输卵管

   --伴

   ---结扎

   ----伴

   -----切断 66.32

双侧输卵管内镜下破坏术或闭合编码 66.21—66.29;如只写绝育术,则会被笼统分类到未特指手术部位及类型的女性绝育术 66.39 中。

4.女性盆腔内容物摘除术

女性盆腔内容物摘除术指将卵巢、输卵管、子宫、阴道、膀胱和尿道等全部内容物摘除,编码是 68.8。女性盆腔内容物摘除术用于治疗盆腔继发性恶性肿瘤。由于涉及输尿管,因此需要编码尿路转流术(56.51—56.79),必要时可能还需要编码结肠造口术(46.12—46.13)及淋巴结清扫术(40.3,40.5)。

(十五)产科操作(72—75)

1.产钳手术

产钳手术分为高位产钳 72.39、中位产钳 72.29、低位产钳 72.0 和出口产钳 72.0 四种。

主导词:分娩

   -产钳

   --出口 72.0

   --低位 72.0

   --高的 72.39

   --中位 72.29

产钳失败 73.3　只能作为剖宫产的辅助编码。

2.引产

主导词"诱发",本章的引产是为了分娩的引产。

3.剖宫产

在类目 74 下有子宫下段式 74.1、子宫体式 74.0(又称古典式)、腹膜外剖宫产 74.2 和剖宫产的同时行子宫切除四种手术方式。

注意子宫切开终止妊娠 74.91 与其他产科操作的目的不同,其是治疗性目的的操作。

4.羊膜腔内注射用于流产

前面产科操作为了获取活婴,该手术的目的是流产。

5.胎儿和羊膜的其他子宫内手术

这些是对胎儿的操作,附在母亲的病案中。

(十六)肌肉骨骼系统手术(76—84)

1.肌肉骨骼系统手术

肌肉骨骼系统手术不包括鼻骨、颅骨等特殊部位的骨骼,它们归类于解剖系统的手术。在类目 77—80 下有标注具体的骨骼部位的共用细目表。

2.脊柱融合术

根据融合部位 81.0x、手术入路 81.0x、手术植入物 84.51、融合的椎骨数量等不同情况 81.62—81.64 进行分类。

3.膝五合一修补术

膝五合一修补术包括内侧半月板切除术、内侧副韧带修补术、股内侧肌徙前术、半腱肌徙前术和鹅足转移术,不能分开编码。膝五合一修补术查主导词"修补术"-膝(关节)--五合一 81.42。

4.移位术

移位术又称转移术,在组织移植的过程中,供体组织的一端(带蒂)仍在原位与身体保持有神经、血管和淋巴管的联系,待受体区域一端的组织长好后再将其切断,也称带蒂移植术。移植术指将同体或异体的组织从原来生长的部位转移到另一部位或机体所进行的操作。

例 1 手肌肉移位术 82.59

例 2 手肌肉移植术 82.58

5.髌骨稳定术

该手术不同于髌骨固定术 78.46,主导词"稳定术"-髌骨 81.44。

6.截骨术

该手术与用于移植的骨切除编码不同(称为取骨术),编码

77.70—77.79。

例　腓骨截骨术

主导词:骨切开

　　　-腓骨

　　　--楔形 77.27

7.植骨术

该手术与骨填充物植入不同。

主导词"植入"-骨填充物 84.55。

例　骨移植术

主导词:移植术

　　　-骨 78.00

8.骨折复位术

骨折复位术分为闭合性复位术和开放性复位术。

例　胫骨闭合性骨折伴内固定

主导词:复位术

　　　-骨折

　　　--胫骨(闭合性)79.06

　　　---伴内固定 79.16

9.骨折单纯外固定(不伴复位术)

例　骨折外部夹板(牵引、石膏管)固定

主导词:固定

　　　-骨

　　　--外部,不伴复位 93.59

　　　---夹板 93.54

　　　---牵引 NEC 93.44

　　　---石膏管型固定 NEC 93.53

10.假肢装置的植入或安装

这个操作是特殊情况,应归类到第十八章(其他诊断性和治疗性操作),现在归类在本章。假肢装置的植入或安装的主导词"植入"-关节(假体)--肢84.40 或"插入"-假体装置--肢 84.40。

(十七)体被系统手术(85—86)

体被系统是指乳房、皮肤和皮肤的附属结构(如指甲、男性会阴等),其中皮肤和皮下组织包括男性会阴、指甲等,不包括肛门、乳房、耳、眼睑、女性会阴、外阴、唇、鼻、阴囊、阴茎等。

1.单双侧手术

诊断性操作疾病分类编码不分单侧和双侧,手术分类编码分单侧和双侧,如单侧乳房切除术 85.41 和双侧乳房切除术 85.42 的编码不同。

2.乳房切除手术

在编码中,乳房的切除术按病损切除术、部分切除、全部切除、根治性切除和扩大根治性切除排序。

3.游离皮肤移植

游离皮肤移植 86.6 具有部位和类型双轴心分类。部位轴心是手、其他部位、毛发移植术 86.60—86.63(主要编码),类型轴心是异体、同种、人造皮肤(指移植物)移植术 86.65—86.67(次要编码)。在两个轴心分类中,以编码小的为主要编码。

例 手前臂全厚皮片移植 86.63

主导词:移植物

　　　-皮肤 86.69

　　　--特指部位 86.69

　　　---全层 86.63

这是双轴心分类,有两个编码,其中 86.61 为主要编码,86.69 为次要编码。

（十八）其他诊断性和治疗性操作(87—99)

1.诊断性操作

诊断性操作指各种诊断性检查(如放射性检查、标本检查等),不包括开放性或闭合性活组织检查(如颅骨活组织检查 01.15)、对器官的手术诊断性检查(如肾盂 X 线透视检查 55.22),以上不包括的操作被分类于各解剖系统手术章节。

2.粘连屏障物

抗粘连屏障分为液体屏障和固体屏障两类。粘连屏障物 99.77 指含有肝素等液体屏障物,主导词"使用"-粘屏障物(屏障物粘连)。

3.热像图

热像图即红外线照相术,如脑红外线照相术 88.81,主导词"热像图术"。

4.磁共振影像

主导词:影像

　　　-磁共振 NEC 88.97

5.会诊 NOS 89.09

6.核医学

(1)核素用于治疗甲状腺功能亢进、恶性肿瘤骨转移等疾病。

例1 核素疗法

主导词:疗法

　　　　-放射性核素 NEC 92.23

例2 核素扫描

主导词:扫描

　　　　-放射性核素

　　　　--骨 92.14

(2)测定器官功能的检查,如骨密度检查 88.98 等。

第四章
病案信息化管理

随着社会的不断发展和医学的快速进步,病案信息化管理也得到了迅速发展,成为医院现代化管理的重要组成部分之一。病案信息化管理包括病案信息管理设备科学化、病案信息管理方法现代化和病案信息管理人员专业化三个方面。

病案信息管理设备的科学化指在从病案信息采集、存储到传递及服务整个流程中应用一系列先进、科学的设备,以保证病案信息化管理的开展。病案信息采集采用 PDA 技术、听写输入系统、条形码技术和医疗 IC 卡;病案信息存储采用缩微技术、光盘存储技术;病案信息传递采用人工的轨道式物流系统和计算机网络系统;病案信息服务是通过患者就诊卡、门(急)诊电子病案系统和病案管理系统的综合查询等,为医院临床、医技科室和患者提供病案检索、病历复印、病案打印等便捷的服务;病案信息数据挖掘是通过数据仓库技术、联机分析处理技术和数据挖掘等现代化技术,对病案信息进行整理、分析、挖掘和预测,对病案信息进行医院统计数据和诊疗质量统计分析,预测医学的发展趋势,为领导管理提供依据。

随着计算机、缩微、扫描仪、复印机等现代化设备和电子病案、病案无纸化管理、病案数字化管理等信息化管理方法在病案管理中的应用,以及用户的需求朝着多层次、多样化的方向发展,对病案管理人员的专业水平和素质提出了新要求,病案管理人员不仅需要熟练掌握精湛、全面的专业知识,而且需要掌握相关的医学、统计、管理、计算机等方面的知识;不仅需要有爱岗敬业、乐于奉献的精神,而且需要有创新的精神,使病案管理人员具备多专业的复合知识结构,成为"一专多能"复合型的病案管理人才。提高病案管理人员的专业水平和素质的方法主要有重视病案管理人员的继续教育,建立和完善病案管理人员继续教育制度,组织各医院病案科间交流,定期组织科室业务骨干到全国和省级医院病案科进修,积极组织各种病案知识培训和学术讲座,病案科内岗位轮换,以及参加自考、函授和远程网络教育等,学习医学、病案学、统计学、信息学等新知识,才能全面、熟练地掌握病案信息管理内容,成为一名具备扎实的专业知识和较强业务能力的病案管理人员,与时俱进,促进病案事业的发展。

本章主要对病案信息管理方法现代化方面的内容做一详细阐述。病案信息管理方法现代化主要指病案数字化管理、病案无纸化管理、病案信息化管理系统和电子病案系统四个方面。

第一节 病案数字化管理

一、概 念

病案数字化管理指使用数字化设备,通过病案纸张扫描或翻拍的方式将历史纸质病案原件变成电子影像文件,并将电子影像文件存储在数据库服务器中,实现病案资源的数字化,从而方便医务人员对历史病案的利用。

二、流 程

病案数字化管理的流程如下:领取病案→在病案上贴上条形码→翻拍病案→病案数字化信息质检→病案数字化信息存储→收集翻拍完成的纸质病案→病案打包归档→在打包箱上贴箱条形码→病案打包箱堆放(见图4-1)。病案科在提供病案数字化信息时,一般不提供纸质病案,如确实需要查询纸质病案,可以通过数字化病案应用系统查询纸质病案上的条形码,确定病案存放于仓库的位置和打包箱的箱号,取出病案打包箱并从箱内迅速找到所需纸质病案(见图4-2)。(注:箱条形码和病案条形码是不同的条形码。)

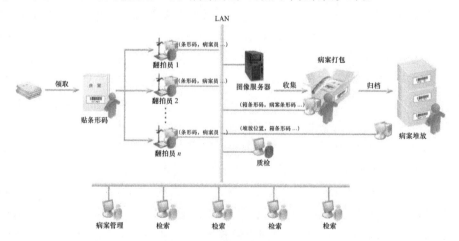

图4-1 病案数字化管理流程

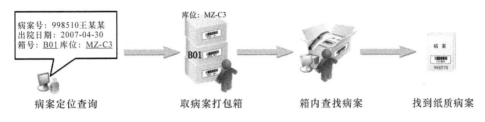

图 4-2　纸质病案条形码的定位

三、数字化病案应用系统

　　数字化病案应用系统（见图4-3）由数字化病案浏览器（见图4-4至图4-7）、数字化病案管理工作站（见图4-8和图4-9）、数字化病案打印工作站（见图4-10和图4-11）、数字化病案科研工作站（见图4-12至图4-14）和数字病案化随访工作站（见图4-15至图4-17）五部分组成。数字化病案管理工作站由监控中心、病案权限和权限管理组成，其中权限管理指关于权限的申请、设置、审批、记录的管理和操作。病案数字化管理解决了病案管理中存在的病案存不下、难利用、无备份等难题，与传统的密集架存放病案方法比较，在进行病案数字化后，既减少了密集架等设备和病案仓库库房的投入，病案科人员的事务性工作量也大幅下降，因此不需要新增人员即可满足业务不断发展的需要。病案数字化管理具有妥善保管病案规避法律风险、置换病案占用空间拓展业务、数字化病案服务患者和社会、加强科教研以提升医院软实力四个方面的重要作用，并取得了良好的社会效益。

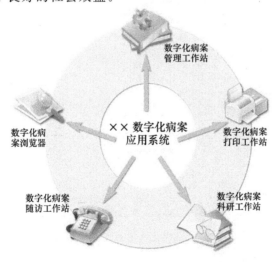

图 4-3　某医院数字化病案应用系统

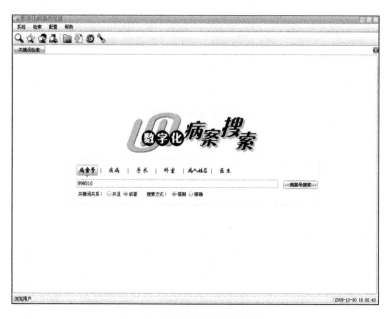

图 4-4　数字化病案浏览器(1)

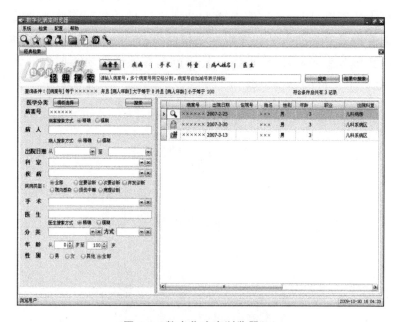

图 4-5　数字化病案浏览器(2)

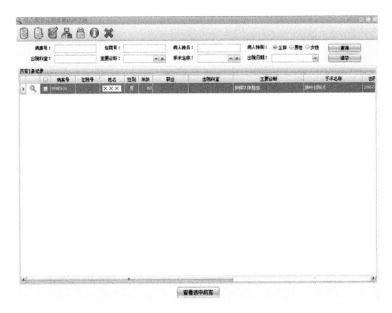

图 4-6　数字化病案离线浏览器(1)

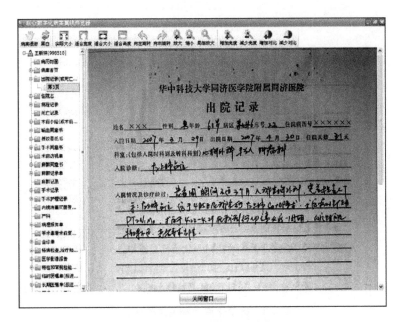

图 4-7　数字化病案离线浏览器(2)

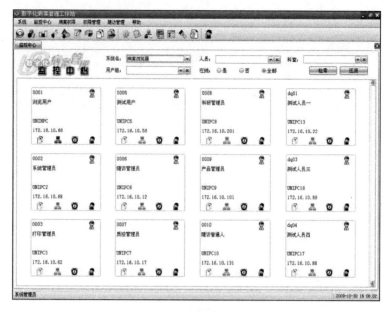

图 4-8　数字化病案管理工作站(1)

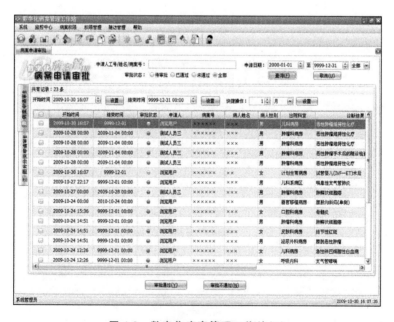

图 4-9　数字化病案管理工作站(2)

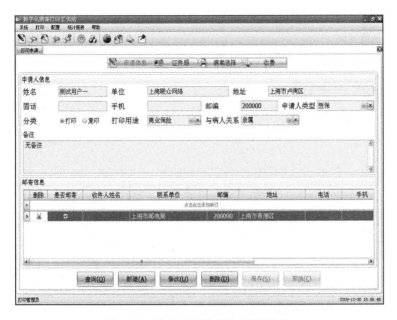

图 4-10   数字化病案打印工作站(1)

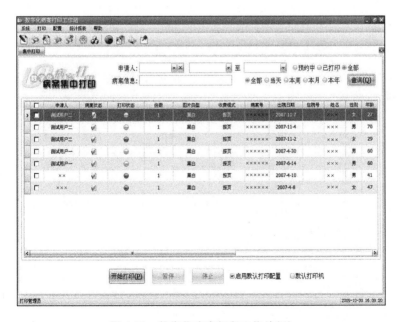

图 4-11   数字化病案打印工作站(2)

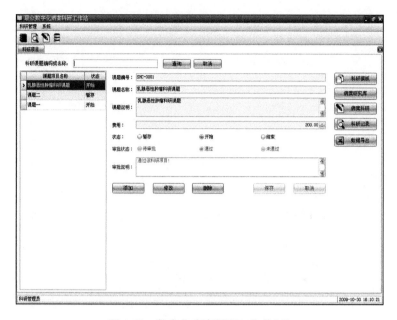

图 4-12　数字化病案科研工作站(1)

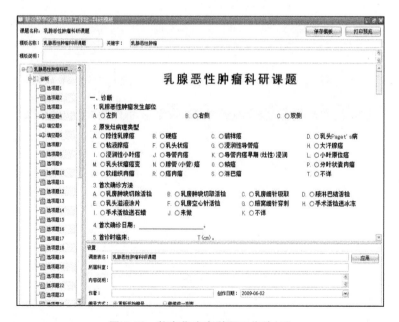

图 4-13　数字化病案科研工作站(2)

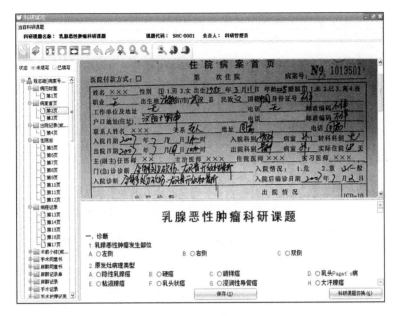

图 4-14　数字化病案科研工作站(3)

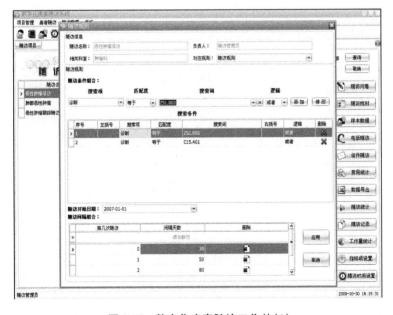

图 4-15　数字化病案随访工作站(1)

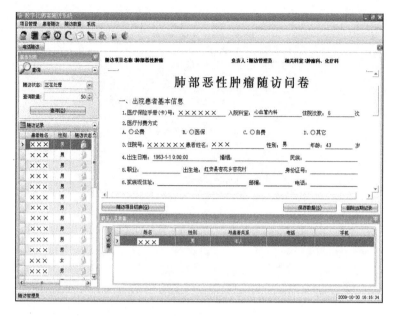

图 4-16　数字化病案随访工作站(2)

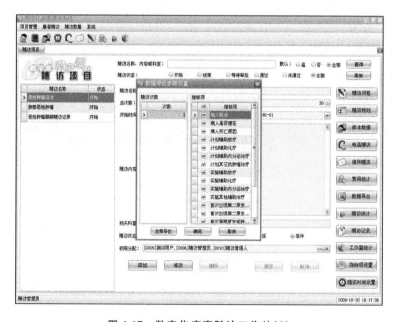

图 4-17　数字化病案随访工作站(3)

四、病案数字化管理制度

1.为保证医院病案工作的科学性和合理性,解决病案科病案保存和存储问题,对纸质病案进行扫描,以电子档案形式储存。

2.病案数字化翻拍工作由外包公司专人负责,并签署保密协议。

3.病案翻拍质量由病案工作人员定期抽查,并反馈改进。

4.病案数字化翻拍存储要求翻拍病案必须完整、准确、清晰,且不可更改,翻拍后的病案忠实于纸质病案。

第二节 病案无纸化管理

病案无纸化管理是一种科学化、现代化的病案管理方法。病案无纸化管理指出院病案不再以纸张形式存在、流动、保存和使用,而是全部内容通过计算机处理和保存,其目的主要是简化工作流程,节省病案存储空间,提高病案管理工作效率。出院病案由病案首页、入院记录、病程记录、会诊记录、转科记录、转入记录、交接班记录、麻醉记录、手术记录、术后病程、阶段小结、出院记录、死亡讨论、手术及操作知情同意书、护士签署的知情同意书、会诊单、病理资料、检验报告、辅助检查(超声、心电图、胃肠镜检查等)、放射影像检查(X线、CT、MRI检查等)、体温单、医嘱单、请假条、护理入院评估单、护理记录单、护理健康教育实施记录单、护理计划表、跌倒评估单、压疮评估单、ADL评估单、输血观察记录单、PICC记录单、化疗记录单、皮瓣记录单、护理会诊单、转科交接单等组成。

一、病案无纸化管理的背景

由于电子签名的CA认证尚未出现在医疗领域、电子病案相关的法律、法规、制度不完善和人们对病案无纸化管理认识存在"误区",目前只有小部分省、市级医院开展病案无纸化管理,且内容只局限在检验单、体温单、护理入院评估单、护理记录单、护理健康教育实施记录单、护理计划表、跌倒评估单、压疮评估单、ADL评估单、输血观察记录单、PICC记录单、化疗记录单、皮瓣记录单等,从理论上来说,以上开展的这些病案无纸化管理内容都不是真正意义上的病案无纸化管理模式,它们只是将纸质病案的内容以电子格式存放于病案信息的数据库中。只有根据病案无纸化管理要求建立电子病案管理模式,才是真正、规范的病案无纸化管理。

二、病案无纸化管理的方法

1.病案无纸化管理流程

病案无纸化管理流程包括 CA 认证签名、质控、编码、归档、保存、调用和随访七个步骤。第一步,病房医务人员在患者出院 3 天后完成电子病案的书写、质控、CA 认证签名,并向病案科提交电子病案。第二步,病案科根据电子病案书写时限检查各病区电子病历完成情况,并在医院办公网公示临床各科室未提交电子病历的情况。第三步,病案科认真检查提交的电子病案 CA 认证签名、病案缺项情况、病历书写质量、ICD 编码情况、病案首页的完整性和准确性,缺陷病历退回相应科室,并重新书写电子病历。第四步,对于检查无误的电子病历,由病案室接收电子病历信息。同时,对于医生和护士签署的知情同意书等特殊资料,由病案科负责扫描后归入电子病历中,并在病案科保留原件。第五步,病案科在患者出院 7 天后锁定电子病历(包括各类知情同意书等扫描件)并归档保存。第六步,根据病案利用规定,由病案科通过网络向临床、医技、行政、社会和患者等提供电子病案资料。

2.各流程的职责

病案无纸化管理在浙江甚至全国都处于起步阶段,它涉及临床、医技、医务、病案科、信息中心等多个部门,需要各相关科室在完成本部门任务的同时,积极配合其他部门做好无纸化病案的管理,做到各流程无缝对接。

首先,临床科室重视电子病案 CA 认证签名和电子病历的一级质控工作。医务人员在电子病历完成后认真检查 CA 认证签名,避免出现漏签、错签现象。做好密钥保管工作,不得随意把 CA 认证签名的密钥交给他人。临床科室根据病案书写要求,由住院医生、上级主管医生和科主任完成科室的病历质控工作。

其次,信息中心根据病案无纸化管理的要求,对开发、完善、维护病案无纸化管理系统提供技术上的支持,负责电子病案 CA 认证签名、密钥的审核、授权和管理工作。

最后,病案科监管病案无纸化管理全流程,对于在流程中出现的不合理现象应及时反馈给相关部门,保持沟通并解决存在的问题,以保障流程顺利进行。病案科管理人员除做好归档电子病案的终末检查外,还需要实时检查运行电子病历的书写情况,重点检查电子病案 CA 认证签名和病历书写的及时性、完整性,其中对电子病案 CA 认证签名注重 CA 认证签名的内涵,避免出现无实质的病历记录内容的 CA 认证签名。

在病案无纸化管理工作中,查询和借阅电子病案的途径是通过医院办公网完成的。首先,建立电子病案利用制度,规定电子病案利用权限、时间和流程等相关内容。其次,病案利用者需要先办理电子借阅卡,然后向病案科提交病案查询、借阅或检索申请。最后,病案科审核病案利用者的使用权限和使用内容,经病案科管理人员同意后,方可通过医院办公网发送病案利用资料。对于公安部门、检察院、法院、商业保险机构、患者等利用者根据《医疗机构病历管理规定》中病案利用的规定打印电子病案的,应在打印件上盖章,同时做好电子病案利用的登记工作。

三、病案无纸化管理的应用

病案无纸化管理是对病案管理工作的一项重大改革,改变了纸质或纸质和电子并存的病案管理模式,是最新的现代化病案管理方法之一,是建立在电子病案管理基础上的无纸化病案管理模式。开展病案无纸化管理,可以减少原来的病案回收和病案整理环节,临床医师书写完成电子病历并归档后,病案工作人员负责接收电子病案并存贮于专用的计算机中。专用存储电子病案的计算机需做好病案安全措施,同时病案利用的计算机和存贮电子病案的计算机应分开保管。在病案利用时,病案工作人员无须到病案科查找纸质病案,可以直接从计算机系统中调出并打印成纸质病案,以满足社会、患者对纸质病案的需求。

应用病案无纸化管理,一方面可以减轻医务人员的工作量,节约纸张和病案存贮空间,提高病案框架质量,避免病案缺项情况发生,并确保病案准确性和完整性;另一方面,可以优化病案工作流程,减少病案查找的时间,提高病案管理人员的工作效率,减少病案利用者排队等候时间,提高患者满意度,优化医患关系。

第三节　病案信息管理系统

一、病案信息管理系统的建立

病案信息管理系统指运用计算机技术、网络等先进手段开展病案信息化管理,由病案首页管理系统和病案操作流程系统组成,是医院管理信息系统的重要组成部分。病案首页管理系统包括病案首页信息的编辑、录入、修改和保存功能。病案操作流程系统包括病案回收登记、编码分类、框架质控检查、查询、借阅、归还、续借和复印功能。病案操作流程系统管理实现了病案利用信息化管理，是指运用病案信息管理系统开展在线传送病案信息、统计、查询、借阅、归还、续借、复印管理、检索、下载、打印等服务，改变传统的病案利用工作模式，提供病案网上查询和病案科查阅两种利用模式。医务人员只要通过住院电子病案系统就可以查找到住院患者的资料，而不必到病案科查阅病案，减少了病案管理人员的工作量。除建立病案首页管理系统和病案操作流程系统外，提高病案工作效率还需建立一个新的病案资料数据库以存放病案管理信息。

二、病案信息管理系统的完善

为了充分履行病案管理对医院医疗、科研、教学和社会服务职能，持续提高病案管理系统各个模块的功能，注重系统的先进性、开放性、适应性、灵活性和兼容性，定期升级"病案管理系统"和完善病案资料数据库。在"病案管理系统"的升级和完善过程中，注重病案管理系统中 ICD 版本的升级和完善。ICD版本采用国家卫生计生委 ICD-10 1.1 版本，与医保部门 ICD 疾病诊断和病案管理系统中的 ICD-10 疾病诊断进行匹配对应，实现与医保部门疾病诊断无缝对接；解决住院电子病案信息系统和病案管理系统内病案首页大部分信息资源共享的重大难题，做好病案首页管理、病案操作流程管理、医院不良事件管理（抢救患者报告、死亡患者报告）、追踪管理（病案利用信息反馈、病案基本信息打印、诊疗组打印）和系统维护等工作；重点抓好病案复印管理系统的建设与实践工作；增加出院转归查询、主要诊断病种查询、手术切口查询、出院患者检索、住院患者检索、在借情况检索和复印情况检索等灵活、新颖的检索工具，为临床、医技、行政人员开展科研、教学、管理等工作提供临床单病种管理、医疗费用评价、DRGs 检索资料，极大地提高了病案管理人员的工作效率。下面重点介绍病案操作流程管理中病案复印管理系统（以下简称"系统"）的实施背景、具有的功能和取得的效果。

（一）系统实施的必要性

随着国家医疗制度改革、社会保障体系的完善、病案利用相关法律法规的实施以及人们医疗保护意识的增强，病案利用的范围也不断扩大，除为医院临床、医技、管理等科室提供服务外，还为公安部门、检察院、法院、医疗保险机构、疾病预防控制中心、患者及其家属等提供服务。病案利用范围的扩大导致了利用数量的迅速增加。同时，社会对病案利用的要求也在逐步提高，原来在病案使用时只需要查阅、摘抄病案,现在还要复印、复制病案中的相关内容。病案利用范围的拓展、病案利用人数的增加、病案复印要求的提高,大大增加了病案复印管理的工作量和难度,而当前正在使用的"病案管理系统"中的病案利用功能已无法应对这一情况。因此,医院病案科和信息中心在利用现有硬件资源的基础上,联合开发了"病案复印管理系统"。

（二）系统具有的功能

病案复印管理系统采用功能强大且实用的 Power Builder,数据库采用目前运行高效、存取安全的 Sqlserver 2008。系统独立于病案管理系统运行,具体包括病案复印信息收集和输入、存储和处理、输出、安全和保密四个方面的复印信息化管理功能(见图 4-18)。

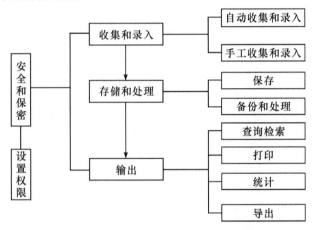

图 4-18　病案复印管理系统流程图

（1）收集和录入功能　病案复印信息采用自动收集和手工收集两种方式进行收集。自动收集和录入指借助"住院电子病案信息系统"和"病案复印管理系统"相关联的功能,自动从"住院电子病案信息系统"中导入"病案复印管理系统"中病案复印部分的信息,包括患者病案号、姓名、诊疗组等病案基本信息,减少病案复印工作人员重复录入。手工收集和录入指病案复印室人员根据病案复印登记表收集并实时录入病案的复印信息,病案复印信息包括病案复印日期、复印目的、复印内容、复印张数、付款方式及经办人等。

（2）存储和处理功能　病案复印信息存储采用病案复印人员实时保存复印信息和信息中心工作人员定期备份数据相结合的方式。复印信息处理由信息中心的后台完成,信息中心每天通过计算机对复印信息进行加工、处理,是系统的核心环节。

（3）输出功能 病案复印信息系统具有方便、灵活的查询检索、统计、导出和打印四种输出功能，其中查询检索包括单一查询检索和综合查询检索两种方法。单一查询检索即根据系统设定的患者姓名或住院号查询框查出患者复印信息。综合查询检索又分按条件查询检索和自定义查询检索两种方法。按条件查询检索指用户在系统中选择两个或两个以上内容（如复印科室、目的等）进行查询，检索出符合条件的记录；自定义检索指系统提供模糊或不确定的条件查询检索所需要的记录。病案管理人员根据系统显示的利用需求对复印信息进行筛选后方可导出和打印。另外，系统还具有统计功能，能自动对复印信息进行汇总并形成月、季、半年、全年工作报表和分析利用情况，及时反馈给院部、行政、临床、医技等科室。

（4）安全和保密功能 系统从用户认证和设置权限两方面来维护系统的安全。其中，用户认证指系统设定用户登录认证功能，病案管理人员进入系统时需要进行密码校验才能进入自己的使用界面。病案管理人员在登录系统录入或修改病案复印信息时，系统会自动记录录入和修改病案复印信息的用户名，将责任落实到每一位病案复印人员身上。设置权限指系统赋予不同级别的管理人员以不同的管理权限。例如，给予病案复印室人员以普通管理员的身份，具有信息录入、查询、修改、增加等权限；赋予信息处工作人员以超级管理员身份，除具有普通管理员的权限外，还具有用户设置（增加、删除用户，设定用户权限，修改用户资料）、字典设置和数据备份等权限。

（三）系统实施取得的效果

1. 提高了病案复印工作的效率

首先，系统提高了病案复印信息录入效率。系统实现与"住院电子病案系统"中的患者姓名、诊疗组、住院号等信息共享，减少了病案工作人员录入内容，提高了录入速度。同时，系统设计日期的自动跳出和统一的录入格式避免了病案工作人员错登、漏登、登记不详等情况的出现。其次，系统提高了病案复印信息的检索速度和查准率。以往在检索病案复印信息时，需先查找病案复印手工登记本，然后从病案仓库中找到病案复印证件等资料，缺点是工作量大、速度慢、复印信息查全率和查准率不高。而在实行计算机管理后，只需几分钟就能完成病案复印信息检索，大大提高了查全率、查准率。

2. 增加了病案复印信息的利用

系统的应用有效满足了日益增长的病案复印需求，且大大提高了病案信息利用率。同时，病案工作人员通过对病案复印信息的检索和统计，能够准确、及时、全面地提供病案复印情况简介、病案复印信息统计工作报表等编研材料,并分析、解决病案复印检索中出现的检索重复、检索条目少等问题,显著提高了病案服务质量。

3.促进了病案复印工作的规范化管理

系统规范了病案复印录入、保存、查询、输出等功能,明确了每个功能的具体操作内容和实施流程,对可以用表格形式开展的病案复印功能(如复印信息录入)设定了统一的格式,为病案复印人员在实际操作中提供了方便,促进了病案复印工作的规范化管理。

4.加强了病案复印信息跟踪管理

传统的病案复印管理工作只能登记复印病案患者住院号、姓名、复印内容等简单信息。而病案复制管理系统详细录入、保存复印病案的目的、审批人、经办人、复印内容、复印张数等全部信息,全面反映病案复印流程的信息,为医患关系促进部、医务科等医院相关职能科室处理医疗纠纷提供了准确的查询功能,加强了对被复印病案去向追踪管理。

"病案复印管理系统"的应用使医院病案复印信息化管理上了一个新台阶,但在应用过程中还存在检索的细化不够、追踪管理不及时等不足之处,需要以后做进一步改进、完善。

第四节　电子病案系统

电子病案(EMR)指使用电子设备来保存、管理、传输和重现患者的纸质医疗记录。电子病案是信息时代和网络技术下产生的新型病案载体。电子病案系统是用信息和网络技术来管理电子病案的应用软件。

一、电子病案管理的特点

电子病案管理是一种新的病案管理模式,它和传统纸质病案管理模式有所区别,具有一定的优点,但也存在不足。

(一)电子病案管理的优点

电子病案管理具有以下三个方面的优点。首先,回收更高效。病案科由传统上门回收病案的方式改为通过医院办公网在线回收病案,方法更便捷,工作效率更高。其次,保存和归档更及时。电子病案归档采用实时归档和定期归档两种方式相结合。实时归档指医务人员在书写运行电子病案时,随时保存和归档书写内容。定期归档指信息中心对电子病案信息处理结束后,病案管理人员定期通过医院办公网接收、存储、备份电子病案信息。最后，编号更准确。在患者住院后，住院收费室通过计算机系统自动为患者生成一个病案号，避免了病案号重复、作废、空缺等情况的发生。

（二）电子病案管理存在的问题

电子病案管理存在以下三个方面的不足。首先，电子病案保存和归档设置不完善。目前没有明确电子病案归档时限、如何保留修改痕迹、信息的加密等。其次，电子病案书写模板的使用造成了电子病案的内容千篇一律，甚至部分医务人员责任心不强而出现性别出错、诊断部位左右位置调错等低级错误。最后，电子病案利用不能实现异地共享。目前，每家医院采用的电子病案系统版本不一，格式和内容也大相径庭。电子病案信息资源共享范围仍局限在医院内部，为医院各部门提供服务，尚未实现区域内病案信息资源共享。

（三）加强电子病案管理的对策

目前，医院主要采取以下三方面措施来加强电子病案管理。

首先，建立电子病案管理制度，强化医务人员的法律意识。为了加强电子病案管理，医院成立由分管医疗的副院长任组长，医务处处长、信息中心主任、病案科主任、临床科室科主任和护士长为成员的电子病案管理委员会。根据《中华人民共和国执业医师法》《医疗机构管理条例实施细则》《医疗事故处理条例》《病历书写基本规范》等法律、法规，建立电子病案的三级查房制度、疑难病历和死亡病历讨论制度、借阅和归档制度等；督查电子病案管理制度实施；定期抽查电子病案，及时解决电子病案书写错误，提高电子病案书写质量。

组织医务人员参加电子病案安全教育和法律意识教育，强化医务人员电子病案书写的法律意识和举证责任意识。通过 CA 认证（第三方认证）、用户权限设置等信息技术，确保电子病案的真实性、原始性。对于处于纸质病案和电子病案管理共存阶段的医院，为了体现电子病案的法律效力，可以在计算机系统中采用数字签名，在纸质病案签名处进行手工签名并保存。

其次，做好电子病案归档时限确定、修改痕迹的处理等安全管理工作。为了确保电子病案信息安全，明确电子病案归档时限是患者出院后 15 天，在归档时限结束后，电子病案信息自动锁定，同时备份到信息中心的电子病案数据库中，如确需修改电子病案内容的，必须取得分管医疗的副院长同意后才能修改，计算机同步保留修改痕迹；病案管理人员做好电子病案信息安全管理工作，专人专管电子病案信息，接收、保存信息的计算机分开管理。

最后，增加智能化服务功能。以《病历书写基本规范》的内容为标准，在电子病案系统中增加智能化服务功能,如设计书写时限的自动提示和书写错误的警示功能,及时提醒医护人员正确书写病案,避免不必要的病案书写错误,提高电子病案的书写质量。

二、电子病案的利用

(一)电子病案利用的方法

通过在全院建立三套与电子病案利用相关的信息系统,为医院、社会和患者提供服务。第一套是供临床医务人员使用的住院电子病案系统,临床医护人员通过住院电子病案系统书写、查询病案。第二套是供病案科使用的病案管理系统,病案工作人员通过病案管理系统进行病案首页的编辑、查询、检索和追踪等方面的管理。为了便于预防保健科、质量管理科、统计室等行政科室对病案首页信息的利用,在行政科室安装病案管理系统并为行政科室人员设置利用权限和用户密码,医院管理部门只要登录病案管理系统,就能查询、检索所需的病案信息。第三套是供临床和病案管理人员使用的病案质量检查登记系统。病案质量检查登记系统通过登记病案利用情况、医院不良事件等管理内容,为医院职能科室管理提供服务。病案利用情况指病案利用信息输入(包括病案借阅、归还续借、退改、归档、复印)和病案利用信息统计、查询等方面的情况。医院不良事件管理指对抢救患者、未愈患者、死亡患者信息输入和统计、查询等方面的管理。

(二)电子病案利用的特点

1. 利用方便、快捷

通过将病案科、病房、医务处、预防保健科、医患关系办公室等科室的计算机联网,实现电子病案信息资源共享,改变查询人员必须亲自到病案科调阅病案的传统利用模式,医务人员只需登录医生工作站的电子病案系统就可以随时查询所需患者信息,尤其是新开展的患者远程会诊就是通过电子病案系统实现的;此外,行政科室人员也只需登录病案管理查询子系统和病案质量检查登记系统就可以查询所需信息。病案科在为社会提供病案信息时,社会人员不必携带患者的医疗单据、病历本等住院资料,只需提供患者的姓名就能迅速找到所需资料,从而减轻了病案工作人员的工作量,提高了病案管理人员的工作效率。

2. 服务对象广泛,利用人数众多

随着医学技术的发展、社会调查的增多、医保制度的改革及人们健康和自我维权意识的增强,病案利用范围不断扩大,且病案利用人数逐年增加。为了更好地满足利用者的需求,为病案利用者提供方便,医院专门设立病案复印室和在门诊设立病案复印窗口,全年无休为病案利用者提供服务。

3. 检索方法灵活、多样

病案管理系统在传统的姓名索引、住院号索引、出院患者登记一览表等病案检索方法外,还增加综合查询的检索方法。综合查询是根据利用者的需求,通过设立查询输入条件和查询输出内容来检索所需病案信息的。同时,对常用的检索内容设立查询模块,便于定期查询。另外,为了监管病案利用情况,提高病案利用质量,病案管理人员把病案借阅、归还、查询、复印等利用情况录入病案质量检查登记系统,以便定期统计、分析病案利用情况。

(三)电子病案利用的要求

1. 纸质病案利用和电子病案利用并存

电子病案将信息与载体分开,具有易更改性。同时,《电子病历基本规范(试行)》《医疗机构病历管理规定》等有关电子病案的法律、法规对电子病案的原始性和真实性缺少法律认可,电子病案在医疗纠纷、伤残鉴定、工伤处理中尚未具备法律效力。而传统的纸质病案将信息与载体连在一起,不能随意更改,故具有法律效力。因此,在很长一段时间内,纸质病案和电子病案要一起归档,纸质病案利用和电子病案利用要长期并存。只有国家制定对电子病案原始性、真实性认可的法律条文,电子病案才能得到社会的承认,电子病案利用才能走上合法化的途径。

2. 病案利用公开性和保密性并存

《医疗机构管理条例》和《医疗事故处理条例》对病案利用所需提供的证件、范围、内容等做了明确规定。上述两个条例规定,公安部门、检察院、法院、律师事务所、疾病预防控制中心、医疗及商业保险机构工作人员、患者及其家属等病案查询人员只要提供相关的证件,就可以查阅或复印国家允许的病案内容,这就是病案利用公开性的体现。病案利用保密性指限制病案服务对象和病案利用范围,即并不是所有查询者都可以查询病案资料,并不是所有的病案资料都可以被他人复印、查询。上述两个条例明确规定,病案查询者范围包括:在医疗机构内部,只有对患者实施医疗活动的医务人员及医疗服务质量监控人员可以查阅该患者的病历。因科研、教学需要查阅病历的,须经患者就诊的医疗机构有关部门同意后方可查阅。对于外单位查询病案的,医疗机构应当受理患者本人或其代理人、死亡患者近亲属或代理人、保险机构人员复印或复制病历资料的申请。至于公安、司法机关因办理案件需要查阅、复印或者复制病历资料的,医疗机构应当在公安、司法机关出具采集证据的法定证明及执行公务人员的有效身份证明后予以协助。医疗机构可以为申请人复印或复制的病历资料包括门(急)诊病历和住院病历中的住院志、体温单、医嘱单、检验单(检验报告)、医学影像检查资料、特殊检查(治疗)同意书、手术同意书、手术及麻醉记录单、病理报告、护理记录、出院记录。这些制度制定的目的主要是保护医疗机构的治疗技术和患者的个人隐私。

3. 开展电子病案利用的安全工作

通过设置用户权限和登录密码、在医院办公网内安装防火墙、在医院每台计算机系统中安装杀毒程序、拆除计算机输出设备、规定电子病案的归档时限、设置电子病案借阅时限和保留电子病案信息修改痕迹等安全措施,保证电子病案利用安全。

三、电子病历系统的完善

为了满足医院临床、医技、行政职能科室对电子病案的利用需求,不断提高临床、医技、管理部门的工作效率和医疗质量,医院应定期完善"住院电子病历信息系统"和"门诊电子病历信息系统"两套病案系统。在"住院电子病历信息系统"和"门诊电子病历信息系统"中增加检查结果自动录入病历、在同一页面录入病历查询检查结果的功能,使系统操作更方便、更快捷;完善门诊电子病案和住院电子病案接收、归档、数据保存和利用四项工作,促进区域内门诊电子病案信息资源整合和共享,为实现电子病历远程会诊和建立个人健康档案打下良好的基础;实现运行住院病历和门诊病历书写流程实时监控、在线预警、智能判别和信息反馈等多种实时病历质量控制功能,提高医疗工作效率和病历书写质量。

四、电子病案的质量管理

为提高电子病案的质量,医院应采取多种措施。电子病案质量管理是随着电子病案而发展起来的,是医院医疗管理的重要内容之一。它在医院管理中发挥了重要作用,但也存在一些问题。

(一)存在的问题

虽然电子病案质量管理已开展多年,并取得了一定的成效,但仍存在许多需要改进的地方,主要包括以下几点。

1. 电子病案质量管理制度尚待完善

电子病案质量管理模式是一种新型的信息管理模式,与纸质病案质量管理模式有一定的区别,具有空间小、存储量大、病案利用便捷、信息资源共享等独特的优点。但是,电子病案质量管理在我国起步较迟,出现电子病案书写质量分级审核、电子病案修改痕迹的保存、电子病案归档和数据备份等一系列问题,因此需要从管理制度方面加以完善和规范。

2.电子病案法律效力问题

《医疗事故处理条例》提出了"举证责任倒置"的概念,要求在医疗纠纷事件中如涉及疾病的诊治过程,医疗机构必须向法院提供相关的病案内容证明自己"无过错",因此对病案质量提出了很高要求。纸质病案具有原始凭证作用,它的法律效力毋庸置疑。而电子病案因为病案信息和载体分开,所以人们对电子病案的全、真、准产生怀疑,法律效力也无法得到认可。

3.电子病案的书写质量有待提高

电子病案不仅存在病案首页缺项、漏填、诊断不规范、填错、记录内容前后不一致等框架质量方面的书写问题,而且存在入院记录复制首次病程录、三级查房记录雷同、运行病历中病程记录和手术记录不及时等内涵质量方面的书写问题。究其原因,是部分医务人员质量意识不强、业务素质不高,没有及时审核书写完成后的电子病案,降低了电子病案的质量,易导致医疗纠纷的发生。

(二)采取的对策

1.完善电子病案质量管理制度

根据《病历书写基本规范》《医疗事故处理条例》《医疗机构病历管理规定》《浙江省住院病历质量检查评分标准》(2014版)等相关法规、标准,结合医院实际,制定《住院电子病历检查评分标准》《运行电子病案质量检查制度》《运行电子病案质量考核制度》等制度,完善电子病案的三级查房、疑难病历讨论、质量检查和奖惩等制度,明确电子病案病程记录、手术记录和各类知情同意书的书写时限,规范电子病案修改、归档、备份等内容,使各病区在电子病案质量书写中有遵循的依据。同时,医院质控处定期到各病区检查电子病案质量管理制度的落实情况,了解医务人员在实施中存在的问题,及时解决问题,不断提高电子病案质量。

2.运用先进的软件技术体现电子病案的法律效力

一方面,做好电子病案书写安全工作。通过在电子病案书写系统中增加书写错误的警示功能(如诊断部位左右调错等)、各种医疗记录和知情同意书的书写时限、病历归档时限的提醒功能、设置电子病案三级修改权限和保留修改痕迹、增设病案的复制粘贴的字数警示、加密和备份病案数据等各种软件技术,动态监控电子病案书写的各个操作流程,提醒医护人员及时改正错误,保证电子病案信息的全、真、准,确保电子病案的法律效力。

另一方面,数字签名和手工签名并存。在目前病案的电子签名未获得CA认证前,为了体现电子病案的法律效力,采取数字签名和手工签名并存的方法,即电子病案和纸质病案一起归档后,医务人员在计算机系统中对电子病案进行数字签名的同时,在纸质病案的数字签名处进行手工签名确认。

3.组织培训,加强监管

(1)组织电子病案书写培训　组织新入职医师、实习医师、进修医师参加电子病案书写培训,成为新入职医师、实习医师、进修医师岗前培训的必要内容。定期邀请省内外专家来院举办电子病案书写的讲座,帮助医护人员了解电子病案最新的书写内容和要求,从而树立医疗质量的安全意识和责任感。

(2)建立高质量的电子病案模板　各病区制定本科室常见病种的电子病案模板,经过科室医务人员反复讨论、完善,确定入院记录、首次病程录、出院记录等最终内容,建立高质量的电子病案模板,并上报质量控制处和信息处,通过质量管理处和信息处审批后,常见病种的电子病案模板才能使用。

(3)建立系统的电子病案质量控制体系　电子病案质量管理工作的重点是运行病案的质量控制。要改变以往纸质病案重点监管出院病案的质量控制模式,提高病案质量控制的效率。电子病案也应建立三级质量控制管理体系,实行经管医师、病区、医院(质控处、病案科等职能科室)三级质量管理。各病区成立由科主任、诊疗组组长、护士长、护理组组长组成的科室质量控制小组。科主任为本病区质量控制小组组长,负责本科室医疗部分的病案质量;护士长为本病区质量控制小组副组长,负责本科室护理部分的病案质量;各科室的诊疗组组长和护理组组长为本组专职病案质控员,对本组的病案书写质量进行检查和把关;住院医师直接负责经管病案质量。质量管理处不必直接到病区检查运行病案,只需通过"运行病案质量监控系统"检查运行病案的各种记录及各类知情同意书的内容和录入、修改时间;同时,质量管理处通过"运行病案质量监控系统"统计和汇总运行病案书写情况,发现存在的书写问题应及时反馈给各病区并加以改正。出院病案的质量管理是终末质量控制的重要环节。电子病案打印成纸质病案移交到病案科后,质量管理处每月到病案科抽查部分出院病案,同时将病案检查信息登记并反馈给临床科室。病案科负责归档后的电子病案首页和框架质量监控。病案科工作人员认真检查病案首页和病案各个组成部分的完整性,对于归档的电子病案中存在的缺项应及时通知病区,以提高出院病案首页和病案框架质量。

第五章
病案安全管理

病案安全管理包括管理制度、软硬件建设、技术标准、病案信息系统安全等级保护等内容。本章主要介绍病案安全管理的概念和意义、主要内容和病案安全备份工作。

第一节　病案安全管理的概念、意义和职责

一、病案安全管理的概念

病案安全管理指医院病案科为了避免病案实体和信息受到灾害、事故等突发事件的损害而采取的保护措施。加强病案安全管理工作,目的是避免各类危害病案安全的自然和人为事故的发生,如地震、泥石流、暴雨,以及在病案社会化利用过程中出现病案过度利用、违法利用和计算机、网络安全技术不完善等现象,以确保病案安全和最大限度地延长病案寿命。病案安全管理是病案管理的基础,是病案管理工作的重点,也是做好病案管理工作的前提条件。病案管理人员应坚持预防为主、防治结合、安全第一的宗旨;思想上要重视病案安全管理工作;工作中根据病案安全管理知识制定科学、切合实际的病案安全管理方法,并将方法、措施运用在病案管理的整个流程中,以实现病案安全、可靠、可利用。

二、病案安全管理的意义

从病案管理开始收集环节到病案管理结束,病案利用的每个环节都须注重病案安全管理。病案安全管理改变了传统病案科的工作模式、工作内容、工作效率,并影响了医患关系状况,其既通过信息技术、病案登记备份等高新技术,又通过制度、管理、宣传等多渠道,改进传统病案安全管理模式,保障病案

实体和信息安全,完善病案库房安全保护智能化综合管理系统,提出新的病案利用安全管理内容,有利于改善目前病案利用不安全的现状,有效保障纸质病案和电子病案利用安全,提高病案利用工作效率,保护患者合法的隐私权和知情权,促进医患关系和谐,为迅速开展病案数字化管理、真正开展电子病案远程会诊等新业务提供有力的保障。随着病案安全管理工作的深入,病案实际利用的全面推进,病案安全管理将为病案事业和医疗事业发展作出更大的贡献。

三、病案安全管理的职责

病案安全管理的职责包括以下五个方面内容。

(1)加强组织领导　根据病案安全管理工作的需要,成立以院长为组长,分管副院长为副组长,医务处处长、护理部主任、信息处处长、病案科主任为成员的病案安全管理领导小组,负责拟订病案安全工作计划,确保每年的工作计划有合理的经费投入;制定档案安全责任;定期召开病案安全工作会议,听取工作汇报,针对存在的问题提出解决措施。同时,各病房成立以科主任为组长,护士长为副组长,质控医师和质控护士为成员的病案安全应急小组,确保档案安全管理工作责任的落实。

(2)深入宣传动员　通过加强病案安全知识薄弱地区的宣传、扩大宣传范围(延伸到院外)、拓宽宣传渠道(设置医院宣传专栏、向患者发放《病案安全管理知识》资料、互联网、电视、进社区开展病案安全知识咨询服务等)多种措施,积极、公开宣传病案安全知识,以增强医院全体工作人员的病案安全防护意识,使社会和患者全面了解病案的价值并依法科学利用病案,避免因不熟悉病案利用安全知识而引起医疗纠纷。

(3)认真落实病案安全管理制度　建立电子病案安全管理制度和病案利用安全管理制度、电子病案安全利用制度、病案复印制度和病案库房安全管理制度五项病案安全管理制度,与原有病案管理安全制度形成病案安全管理制度体系,同时加强制度的执行力度。制定病案复印人员职责,完善病案管理人员岗位职责,认真抓好病案每个岗位工作人员职责的落实,严防泄密,实现病案安全工作的科学化、规范化管理。

(4)制定病案安全应急处理方案　结合医院实际制定便捷、有效的突发事件应急处理方案(包括信息管理系统突发故障、火警、防汛、地震、水灾、意外事故等),成立系统应急处理小组,以随时应对可能出现的各种突发性事件,确保病案实体和信息安全,维护医院正常医疗行为的安全运行。

（5）积极采取措施预防和应对病案安全事故　病案工作人员定期进行病案安全检查，发现安全事故应及时向上级主管领导报告，并采取应对措施，严禁瞒报、迟报。

第二节　病案安全管理的内容

病案安全管理的内容包括病案实体安全管理、病案信息安全管理、电子病案安全管理、病案实体利用安全管理、电子病案利用安全管理和病案库房安全管理六个方面。

一、病案实体安全管理

病案实体安全管理主要体现在以下五个方面。

（1）病案管理人员定期到科室收集、检查并督促病区病案的整理情况，对收集到的病案要认真做好签收、登记工作，及时催交迟交病案；对于有缺陷的病案，应及时发出病案质量初查缺陷通知单，限 48 小时内修正上交，48 小时后上交的，则按迟交论处。病案科每月 15 日前将病案收集情况汇总上报医务处，并确保收集到的出院病案全、真、准。

（2）建立病案回收制度、病案借阅登记制度、病案社会利用情况登记制度、病案和人员出入库登记制度，规范病案借阅登记、病案社会利用、病案及时归档、病案出入库房的程序，确保病案安全。

（3）将门诊病案、留观病案、住院病案、干部病案、厚病案、血透病案、爱心病房病案、封存病案分门别类存放，其中干部病案、爱心病房病案、封存病案等特别珍贵、重要、有特殊意义的病案应放在特定的病案柜内专门管理。

（4）病案工作人员在病案保管过程中严防病案被篡改，保证病案全、真、原。

（5）在医疗纠纷未处理前，相关病案由医患关系办公室负责保管，任何机构或个人须经医务处负责人同意后才能复制或借阅。

（6）病案工作人员每年对上架病案进行一次清点核对，做到登记台账与病案实体相符。

（7）根据相关技术要求，做好老化、虫蛀等受损病案的保护工作。

二、病案信息安全管理

病案信息安全管理包括以下四个方面内容。

（1）建立病案信息安全机制，保证病案信息的安全管理有章可循。

（2）根据《医疗事故处理条例》和《医疗机构病历管理规定》，明确病案开放和利用对象、内容，保证病案信息利用安全。

（3）加强对存储病案信息的计算机使用管理。开展病案管理系统管理和电子病案系统管理的计算机必须与互联网实行物理隔离，并由专人负责病案信息的存储、处理、传递和备份工作。

（4）为保证存储的涉密病案信息不遗失或泄漏，应定期对存储病案信息或数据的光盘、硬盘等载体进行病毒和内容检测，并及时维修破损的涉密病案信息。

三、电子病案安全管理

电子病案安全管理的内容主要有以下十个方面。

（1）建立先进的电子病案归档机制和电子档案的保存格式。

（2）对于存放电子病案的光盘、硬盘等载体，按其特性和要求，使用规范、合理的装具加以保管，并做好防潮、防水等安全保护工作。

（3）电子病历系统应满足国家信息安全等级保护制度与标准，采用用户指纹身份认证确认、设置四级病案书写和修改权限（即科主任权限、主诊医师权限、副主诊医师权限、住院医师权限）、公钥加密算法和数字摘要算法等方式，采取第三方 CA 认证机构的电子签名技术（如 PKI 数字签名技术、XML 签名和时间戳）等措施，确保电子病案从数据产生到传输过程的原始性、真实性。同时，除每个病房专门打印电子病案的计算机和病案科专门下载、打印数据的计算机外，拆除所有计算机输出端口，防止数据泄露和被窃取。

（4）在患者出院后，由主管医师负责电子病案的归档工作，在患者出院后15 天内将电子病案封存归档，归档后由病案科统一管理且不得修改。

（5）按照《电子公文归档管理暂行办法》的要求，电子病案实行双轨制管理，电子病案的电子版和纸质版同步保存，保存的纸质版本需在规定时间内完整打印并有各级医护人员手写签名。打印的纸质出院病案由病案科保管。

（6）在医疗纠纷未处理前，相关的电子病案由医患关系办公室负责保管，任何机构或个人须经医务处负责人同意后才能复制或借阅。

（7）做好门诊、住院电子病案数据即时备份和定期备份工作，数据备份在信息处的电子病案专用数据库中。同时成立医院信息灾备中心,提供电子病案数据恢复和保管服务,保证电子病案数据安全。

(8)电子病案的存留时间不得少于法律规定的纸质病案的存留年限。

(9)信息处要密切关注计算机技术的发展方向,定期进行电子病历系统功能的修改、升级、维护和记录,及时转换电子病案存档格式,保证系统安全、稳定运行。

四、病案实体利用安全管理

病案实体利用安全管理的内容主要有以下十三个方面。

(1)病案管理人员严格遵守《病案借阅制度》《病案复印制度》中的病案利用安全操作规程,具有良好的职业道德,不得擅自开放或扩大病案利用接触范围,不得外泄、张扬、传播患者的隐私。

(2)除涉及对患者实施医疗活动的医务人员、医疗服务质量监控人员、医保办及医患关系促进处外,其他任何机构和个人不得擅自查阅、复印及复制在院病案。医患关系促进处、医务处及相关职能科室因需调取在院病案应出具借条,用后及时归还。经管医护人员不得私自将在院病案借给他人。

(3)医院各职能科室进行的各类病案检查、调查原则上应在病案阅览室内完成,特殊情况可外借,质控处借期为1个月,其他职能科室为3天,并办理登记手续。医务人员借阅再次入院病案,需由经管医师办好借阅手续后方可调取,借期为3天,逾期不还以迟交病案论处。医务人员因科研、撰写论文、教学用病案,需所属科室主任签字同意并经病案科主任批准方可调阅并办理借阅手续,借期为1个月,特殊情况在有关部门批准后可办理续借手续。病案管理人员对外借病案应认真办理登记手续并实施计算机管理,对到期病案及时做好催交及统计工作。外借病案逾期不还的,病案管理人员在催讨24小时后以迟交病案论处。

(4)医务人员应妥善保管借阅的病案,在借阅时确保病案完整和保护患者的隐私,一旦出现损毁、丢失等情况,将给予相应的处罚。对于医务人员未经允许私自携带病案出库的,视情况予以处罚。

(5)病案管理人员因制度不落实、工作不认真仔细而造成病案出现遗失、损坏现象的,视情况给予相应的处罚。

(6)病案科受理病案复印的申请人和机构包括患者或其代理人、死亡患者近亲属或其代理人、司法部门、保险机构、公安部门、人力资源社会保障机构、负责医疗事故技术鉴定的部门。

(7)申请人或机构复印病案的范围和须提供的相关证明材料以《病案复印制度》要求和规定为准。

(8)在病案科受理复印病案申请后,病案工作人员应认真做好病案复印证明材料审核工作,在审核中要做到"三查六对"。"三查",即查证明材料是否齐全、是否合法,以及委托人和当事人关系是否属实;"六对",即核对患者姓名、地址、身份证号,保险单,当事人和代理人关系证明材料及委托书,公安部门、司法部门、保险机构经办人员的工作证件,把好病案复印安全工作初始关;复印病案经病案科上级主管部门同意,住院病历完成后才能提供。病案的复印件经双方审核无误后,最后由盖医院病案复印专用章并认可,任何人不得私自复印病案。

(9)病案复印登记表、病案复印申请批条及申请人有关证明材料由病案科留档备案。

(10)按国家规定期限存放住院病案和留观病案,并严格执行病案保密守则。

(11)病案科派专人监督病案利用安全情况,对违规行为应根据情节轻重追究当事人的责任。

(12)病案工作人员在每次病案利用工作结束后填写病案利用安全评估表。病案利用安全评估表以打分的形式评估每次病案利用安全工作的安全等级、应采取的措施、实际完成情况和以后需要改进的地方,以便将病案利用安全风险降到最低。制定病案利用安全评估表是病案利用安全工作中采取的新策略,以达到病案利用工作事前预防、事中评论、事后改善的效果,提高病案利用安全工作质量和效率。

附录

某医院病案利用安全评估表

患者姓名: 　　　　　　　　住院号:

复印内容(用"√"表示):病案首页□ 入院记录□ 手术记录单□ 出院记录□ 各种检验单□ 特殊检查单□ 体温单□ 医嘱单□ 护理记录单□ 其他□

复印目的(用"√"表示):报销□ 了解疾病□ 伤残鉴定□ 医患纠纷□ 特殊病种□ 其他□

日期	评估方法	安全等级	安全策略	执行情况	采取措施	病案利用安全总分	病案工作人员签名
	数字评分法						
	数字评分法						
	数字评分法						
	数字评分法						
	数字评分法						
	数字评分法						
	数字评分法						
	数字评分法						
	数字评分法						
	数字评分法						
	数字评分法						

安全等级：医患纠纷病案1分，伤残鉴定病案2分，报销病案3分，了解疾病病案4分，其他病案5分。

安全策略：法律和规章制度1分，宣传1分，病案登记备份1分，信息安全技术1分，复印安全管理1分。

执行情况：非常满意5分，满意4分，一般满意3分，不满意2分，非常不满意1分。

采取措施：A.改善服务态度；B.提高工作技能；C.强化安全意识；D.加强患者及家属的安全教育；E.其他。

病案利用安全总分15分。

备注：①首次评估在病案利用者进入病案科30分钟内完成。②病案利用安全总分15分，总评分＞10分为低度风险，6～10分为中度风险，1～5分高度风险。对于高度风险者，需严密观察，加强沟通，并将患者姓名和采取措施记录在病案复印风险登记表上，上报病案科主任。

五、电子病案利用安全管理

为了促进电子病案安全利用，保证医务人员与患者双方的合法权益，根据《电子病历基本规范（试行）》《病历书写基本规范》《医疗机构病历管理规定》等规定制定电子病案利用安全管理制度，内容共有以下九个方面。

（1）医务人员和有关医院管理人员在病案科电子病案阅览室查阅、复印、打印电子病案须经病案科主任同意并办理登记手续。

（2）根据电子病历信息安全保密制度，在电子病案阅览室设定医务人员和有关医院管理人员调阅、复印、打印电子病历的相应权限，建立电子病历使用日志，记录使用人员、操作时间和内容，严禁操作人员向他人透露本人用户名和密码，甚至越权调阅、复印电子病历。

(3)对电子病案利用实施安全保密监控管理。在医院办公网内安装监管系统,实时监控电子病历系统和病案管理系统运行情况;为维护患者隐私及医患双方的合法权益,在病案复印室和电子病案阅览室内安装监控探头,对进出人员和发生事件进行严密监控并加以记录,避免出现篡改、偷窃电子病历等非法行为。

(4)病案管理人员严格遵守电子病案安全管理制度,未经当事人许可,任何人不得以任何方式非法使用他人的电子病案,也不得向第三人泄露他人的电子病案。

(5)病案科受理下列人员或机构复印电子病案的申请:患者本人或其代理人、死亡患者近亲属或其代理人、保险机构、公安部门、司法部门、人力资源和社会保障机构、负责医疗事故技术鉴定的部门。

(6)申请人或机构复印电子病案的范围和须提供的相关证明材料、授权委托书以《病案复印制度》要求和规定为准。

(7)病案科受理复印电子病案申请并经病案科主任审批后,在医务人员按规定时限完成电子病历后才提供复印。复印的病历资料经申请人核对无误后,病案科在电子病案纸质版本的每一页上加盖科室图章并按规定收取复印费用。

(8)电子病案复印申请批条及申请人的有关证明材料由病案科留档备案。

(9)病案科派专人负责电子病案利用安全管理的监督工作,发现问题及时向病案科主任汇报并予以解决。

六、病案库房安全管理

(一)病案库房安全管理的内容

病案库房安全管理是保证病案安全的首要条件。病案库房安全保护需要做好防火、防水、防虫、防盗等工作。随着时代的发展,病案库房正从人工管理转变为病案库房安全保护智能化管理,实现一站式保障病案库房安全。

(二)病案库房安全管理的制度

1.病案科不得使用明火、吸烟,下班前切断电源,并配备消防器材如灭火器等防火设备。

2.病案科要做好病案库房屋顶、外墙、门窗、地面的防水和防潮工作。病案科密集架上的病案不直接落地,避免病案与地面直接接触。

3.定期打扫病案库房,擦拭密集架。平时紧闭门窗,防止灰尘进入室内。

4.在病案入库前做好消毒工作,一旦发现有感染害虫的病案即分开存放,并在确认消灭害虫后才能上架。定期检查入库病案,如发现有害虫,则用杀虫剂进行杀虫处理。

5.在库房配备窗帘等遮阳设施,防止光线对病案字迹产生影响。

6.病案科配备专业的除湿器和温湿度计,保持病案库房恒温恒湿,防止不适应的温、湿度对病案产生影响。

7.采用辐射灭菌等方法进行消毒、灭菌,防止有害细菌、真菌等微生物损害病案。

8.在病案库房安装防盗门、电子门禁监控系统等安全设备。做好病案库房出入人员、病案回收和病案借阅、归还等利用情况登记工作,防止病案丢失。

第三节　病案安全备份

一、病案安全备份工作概述

浙江省委办公厅和浙江省人民政府在 2009 年印发《关于开展电子文件和数字档案登记备份工作的通知》,明确提出优先开展和完成教育、卫生医疗等民生领域的重要档案登记备份工作。因此,医院病案作为一种反映群众健康和治疗信息的民生档案,成为档案登记备份工作的重要内容之一。

病案安全备份,即指采用在第三方(档案登记备份中心)存管病案信息备份的方法来加强对电子病案和数字化病案的监管,实现电子病案和数字化病案的证据保全及信息安全,为医疗纠纷、伤残鉴定等提供最权威的原始凭证,从而维护医患双方的合法权益,促进医患关系和谐。病案登记备份工作是对病案利用安全工作的创新,解决了病案利用安全工作中社会和患者对病案原始性、真实性、完整性和可靠性质疑的最大难题。虽然病案登记备份已在浙江省小部分医院开展试点工作,但是病案登记备份工作现在仍处于初步阶段。

二、实施病案登记备份工作的背景

随着在病案管理工作中网络、计算机技术的广泛运用,病案信息的载体正由传统的纸质病案向电子病案和数字化病案转变,且后者日渐占据主导地位。然而,计算机发生故障和病毒入侵造成病案业务数据损坏或丢失,涂写、篡改病案等人为因素和地震、泥石流等自然灾害对病案造成破坏,以及电子病案和数字化病案具有修改痕迹不易保留的特点,这些都使病案的原始性、真实性和完整性受到了极大的质疑。各级医院为此积极探索新的制度和措施来维护病案信息安全及保障病案信息的法律凭证价值。而病案登记备份工作正是适应病案管理载体、工作和自然环境等变化而建立的一种新的管理制度和技术手段,由对电子病案和数字化病案进行登记认证和数字备份两部分内容组成。它采用第三方(档案登记备份中心)存管方法来加强对电子病案和数字化病案的监管,确保病案业务数据的原始性、真实性,实现电子病案和数字化病案的证据保全及信息安全,从而有效地化解医疗纠纷,促进医患关系和谐发展。同时,病案登记备份工作为未来社会利用病案信息提供了一个新的途径。

三、病案登记备份工作中存在的问题

病案登记备份工作存在以下四个方面问题。

(1)认识问题 医院领导和病案管理人员对病案登记备份工作不熟悉,他们重视计算机和网络技术在电子病案和数字化病案安全管理中的应用,却忽视病案登记备份工作在电子病案和数字化病案安全管理中的应用,认为病案登记备份工作并不需要,其不仅增加病案管理人员的工作内容,而且担心病案信息备份存储在非利益相关的第三方(档案登记备份中心),易引起病案信息泄漏和医疗纠纷。

(2)资金问题 资金问题是阻碍病案登记备份工作开展的主要因素之一。实施病案登记备份工作需要足够的资金作为保障。病案登记备份工作包括病案登记备份和病案备份内容的保存两部分。这两部分内容的开展都需要大量资金投入,尤其是病案备份内容的保存,如果医院病案科没有和档案行政机构合作而需另找一个存放病案备份的地方,那么将会增加更多的资金投入。

但是,目前国家对公立医院的财政补助较少,医院营运资金大多需要自己解决,医院为了自身再发展,营运资金大多用于一线临床、医技科室,投入二线行政职能科室的资金相对很少,病案科没有多余资金开展病案登记备份工作,这就成为病案登记备份工作实施的主要难题。

(3)技术问题 2009年,浙江省档案局提出在全省逐步建立并推广实施电子文件和数字档案登记备份制度(简称"档案登记备份制度"),目前在档案备份方式、介质和技术等方面已形成一套较为成熟的技术方法。而病案登记备份工作由于开展时间晚、研究人数少,因此技术方法还处于初级阶段。在实际技术标准制定中,既要参照档案登记备份的流程,又要结合病案自身的工作特点和要求,以便形成自己独有的技术标准和成熟的技术方法。

(4)管理问题　对于在病案登记备份工作中出现的新技术、新标准和新工作流程,尚未形成一套完善的、规范的管理制度和监管机制。同时,通过病案登记备份工作,如何实现病案信息资源社会共享还有待进一步探索。

四、采取的措施

(一)定期组织培训,培养专业人才

一方面,通过组织科内交流、全院培训等多种形式的培训,向医院领导、病案管理人员和临床、医技、行政等相关人员宣教病案登记备份知识,促使医院领导重视病案登记备份工作,使病案管理人员熟练掌握病案登记备份操作技术,使临床、医技、行政等相关人员了解并主动配合病案登记备份工作,多管齐下,从而保证病案登记备份工作的顺利开展。

另一方面,培养复合性病案管理人才。病案登记备份工作是一项新型业务,需要一批具有较高信息技术水平和病案专业水平的复合性管理人才。通过对信息技术人员和病案管理人员中拔尖人员的重点培养,培养出一批既能迅速解决病案登记备份运行和建设中的技术问题,又精通数字病案管理系统软件开发、升级和网络安全技术的复合性病案管理人才。

(二)取得医院领导和档案行政管理部门的支持

1.取得医院领导的支持

病案登记备份是一项周期长、投入大的工作,需要在人力、场地建设和信息技术等方面投入大量资金,因此要加强与医院领导的沟通,取得他们的理解,从而获得人力、物力和财力等方面的支持。

2.加强与档案行政管理部门的合作

《中华人民共和国政府信息公开条例》《浙江省档案登记备份管理办法》等相关的法律、法规为医院与档案行政管理部门的合作提供了法律依据。因此,医院在移交病案信息数据前,主动协助档案行政管理部门了解病案科的职能、业务要求、信息系统建设,从档案行政管理部门的角度来提高医院自身的登记备份电子病案工作技术。医院在档案行政管理机构登记备份电子病案的环节中,需加强与档案行政管理部门的合作,以取得技术、场地上的帮助。同时,在实施档案行政管理机构异地备份时,依托档案登记备份中心,与医院病案管理系统进行对接和集成,从而实现病案信息资源的共享。

（三）规范病案登记备份的流程

1.建立数字病案科

建立一个标准化、数字化和安全化的医院数字病案科是做好病案登记备份工作的前提。根据档案登记备份中心的要求，使用能与当地档案登记备份中心的管理系统有效链接的、规范的病案管理软件，并配置扫描仪、数码相机、刻录机、打印机、防磁柜、病案专用服务器等硬件设备，以便为有效运行数字病案提供一个应用平台和管理系统。

2.登记认证

在电子病案数据导出、整理、封装、划分和加密打包后，按规定填报《电子文件和数字档案登记管理表》《电子公文登记目录明细表》《电子公文和数字档案移交、接收检验登记表》等表格，并且每年定期移交前一年的电子病案信息数据至档案行政管理部门的登记备份中心。

3.数据存储备份和移交

病案登记备份工作的业务数据有两种形式，包括患者在医院诊断治疗过程中形成的电子病案和经过翻拍历史病案后形成的数字化成果。不同的数据形式其内容的变动频率、对环境的信赖程度及信息容量都有各自不同的特点和要求，因此在实际操作中应根据医院的不同数据形式来选择恰当的备份方式。电子病案数据采用高速网络在线传输、存储、备份方式进行移交备份，病案数字化成果将数字化翻拍图像和目录数据按规定格式存储到一次写光盘后再进行移交备份。医院病案登记备份方式采用医院自行登记备份（医师工作站实时备份和信息处定期备份电子病案）和档案行政管理机构登记备份（在线传输和离线光盘接收电子病案相结合）两种形式，以确保备份内容的完整性、安全性。一般保存三套备份数据，两套由医院保存（一套将数据上传到医院数据库，由信息处保存，一套由病案科保存），一套移交档案登记备份中心。

4.数据安全

在数据备份中采用访问控制、修改记录自动保存、防病毒网关技术等先进软件技术做好保密工作。在数据传输过程中采用网内数据文件、日志和控制资源数字加密、报送的数据包中包含备份数据的"数字指纹"等安全措施，以防止电子病案信息泄露。

（四）建立病案登记备份工作制度和监管机制

首先，建立病案登记备份领导小组。病案登记备份领导小组明确分管领导、组长和成员，提出将病案登记备份工作纳入病案科工作目标考核中。其次,建立病案登记备份和病案信息化管理制度,包括纸质病案数字化管理制度、病案登记备份制度、病案数据网上查询利用制度、病案数据安全管理制度、网络日志登记制度等。最后,建立责任人监管机制。为保证病案登记备份工作相应制度的贯彻落实,在机房中将制度上墙,确认病案登记备份工作中制度的实施人和机房中每台计算机的经管人,把责任落实到个人,以提高病案登记备份工作制度的执行力。

病案登记备份工作不仅在医疗纠纷中为患者提供全面、客观、真实的法律凭证,而且为社会和患者提供了一个区域内病案信息资源共享的服务平台。医院病案人员采用医院网站、电视访谈、宣传手册等多种渠道,以使社会了解病案备份工作,并根据《医疗事故处理条例》《医疗机构病历管理规定》等法规、条例,为社会和患者提供政策允许的病案信息资源,促进病案安全管理工作不断提高。

第六章
疾病诊断相关分组工作

　　随着我国医疗保险制度和商业保险制度的普及,病案作为医疗保险和商业保险报销的原始凭证,在医疗付款中的作用日益重要。1983 年,美国开始实行疾病诊断相关分组预付费制度(DRGs-PPS)。DRGs 是根据疾病诊断、治疗方式、年龄、合并症和并发症、病症严重程度及转归、住院时间等因素,将患者按照临床路径基本相同、医疗资源消耗基本相同分入若干诊断组进行管理的体系。而 DRGs-PPS 就是先将病案首页中的出院主诊断和主手术进行国际疾病和手术分类编码,再将出院主诊断归入疾病诊断相关分组,最后根据疾病诊断相关分组计算出医疗收费。继美国后,澳大利亚等国家也陆续开展了相似的收费制度。

第一节　DRGs 在我国的开展情况

　　目前,我国主要开展 DRGs 的研究,同时在部分地区开展 DRGs 医疗服务绩效和医保付费工作。2006 年,北京市大规模开展 DRGs 研究,2008 年成功开发 BJ-DRGs 分组系统,并应用于评价北京市二级以上综合医院的医疗服务绩效。2011 年,北京市在 6 家三级医院开展 108 个 DRGs 组基于病种付费试点。2015 年,国家卫生计生委成立了国家 DRGs 质控中心。2016 年,国家卫生计生委印发《住院病案首页数据填写质量规范(暂行)》和《住院病案首页数据质量管理与控制指标(2016 版)》。

　　自 2004 年起,上海在二、三级医院中对部分病种实行病种支付改革,2013 年完成上海 DRGs 分组系统,并应用于评价全市医院医疗服务绩效。2015 年,上海申康医院发展中心成功研发 DRGs 医保付费系统。

　　2008 年 1 月,北京市卫生局推出《北京临床版诊断代码库》。2010 年 10 月,卫生部推出《疾病分类与代码》,将代码扩展到 6 位。《疾病分类与代码》

(GB/T 14396)于 2001 年发布,修订版在 2011 年 12 月 30 日由卫生部推出。2012 年 12 月 30 日,卫生部将《疾病分类与代码》1.0 版升级为 1.1 版,2017 年 2 月国家卫生计生委推出《疾病分类与代码》1.2 版。

近几年来,全国各省(区、市)相继开展了基于 DRGs 医疗服务绩效评价、单病种付费和 DRGs 医保付费的研究。

2013 年,浙江省医保启用疾病分类国标代码库上报,基本解决了医保上报的问题。2016 年 12 月 29 日,浙江省卫生计生委启动了应用 DRGs 开展医院医疗服务质量与绩效评价工作(见附录)。

附录

浙江省卫生计生委办公室关于应用疾病诊断相关分组(DRGs)
开展医院医疗服务质量与绩效评价工作的通知
浙卫办医政〔2016〕7 号

各市、县(市、区)卫生计生委(局),省级医院,省医学学术交流管理中心,省卫生计生委信息中心:

按照原卫生部办公厅《关于推广应用疾病诊断相关分组(DRGs)开展医院评价工作的通知》(卫办医管函〔2011〕683 号)和《医院评审暂行办法》等相关要求,为有效应用疾病诊断相关分组(以下简称 DRGs)方法,在前期充分调研的基础上,决定在我省二级以上医院(不包括中医、中西医结合医院,以下同)应用 DRGs 开展医院医疗服务质量与绩效评价工作,现将相关事项通知如下。

一、工作目标

利用 3 年左右的时间,通过在全省二级以上医院应用 DRGs 开展医院医疗服务质量与绩效评价工作,探索建立适合我省实际的医院医疗服务质量与绩效评价体系,为在全省范围内推广应用 DRGs 开展医疗服务能力评价、医疗质量监管、医院评审评价、医院绩效评价累积经验并提供实践依据,促使医疗机构加强管理、提高效率,确保医疗质量和医疗安全,保障人民群众健康权益。

二、组织管理

省卫生计生委成立 DRGs 管理应用办公室,设在医政医管处,主要负责 DRGs 推广应用的统筹和协调工作。

主　　任:俞新乐(浙江省卫生计生委医政医管处处长)

副主任:付铁红(浙江省卫生计生委医政医管处副处长)

陈慧萍(浙江省卫生计生委妇幼处调研员)

胡斌春(浙江省医疗质量评价与管理办公室常务副主任)

江 涛(浙江省卫生计生委信息中心副主任)

办公室下设分析评价、质量控制和标准维护两个工作组:

(一)DRGs分析评价组

组 长:胡斌春(浙江省医疗质量评价与管理办公室常务副主任)

副组长:缪建华(浙江省医疗质量评价与管理办公室副主任)

成 员:蔡 斌(浙江大学医学院附属邵逸夫医院质管办主任)

　　　张 勤(浙江省人民医院质管科科长)

　　　徐林珍(浙江大学医学院附属第一医院医保办主任)

　　　张秀来(浙江大学医学院附属第二医院医务部主任)

　　　骆晓琳(浙江省医学学术交流管理中心质评科副科长)

(二)质量控制与标准维护组

组 长:付铁红(浙江省卫生计生委医政医管处副处长)

副组长:朱文俊(浙江大学医学院附属妇产科医院病案室负责人)

成 员:徐晓慧(浙江省卫生计生委信息中心健康统计科科长)

　　　丁丽萍(浙江省人民医院病案科科长)

　　　蔡 栋(浙江大学医学院附属第二医院病案室负责人)

　　　程丽君(浙江大学医学院附属邵逸夫医院病案室主任)

　　　吴青松(温州医科大学附属第一医院病案室负责人)

　　　谢作楷(温州医科大学附属第二医院医疗质量管理与统计信息处

　　　　　副处长)

　　　陈 斌(杭州市第一人民医院信息科副科长)

(三)工作职责

1.组织、协调、实施DRGs的推广应用,对二级以上医院和规模以上民营医院医疗服务质量与绩效进行评价。

2.贯彻落实《住院病案首页数据填写质量规范(暂行)》《住院病案首页数据质量管理与控制指标(2016版)》,开展人员培训和督导检查,保证病案首页数据质量。

3.负责DRGs相关单病种设立、分组器分组研究,动态维护、更新DRGs分组器。

4.为DRGs推广应用提供技术支持。

三、工作安排

（一）2016 年 12 月底前：以全省三级医院为重点，开展 DRGs 推进工作动员、培训。

（二）2017 年 6 月底前：全面启动全省三级医院医疗服务质量和绩效评价工作，完成全省三级综合医院 2016 年度评价分析报告。

2017 年 12 月底前：召开全省二级医院和规模以上民营医院动员培训会；开展三级综合医院病案首页信息督查工作。

（三）2018 年 12 月底前：开展全省二级医院和规模以上民营医院医疗服务质量和绩效评价工作，并开展病案首页信息督查工作。

四、工作要求

（一）应用 DRGs 开展医院医疗服务质量与绩效评价工作是新形势下加强医疗服务监管，全面开展医疗服务能力和医院管理评价的重要抓手，也是推进分级诊疗工作的重要手段，各级卫生计生行政部门要进一步统一思想，提高认识，指导各级医院以高度负责的态度确保各项工作的顺利开展。

（二）各级医院要不断完善病案首页信息和规范填报工作，认真学习和掌握《住院病案首页数据填写质量规范（暂行）》《住院病案首页数据质量管理与控制指标（2016 版）》的各项要求，按照总体部署，及时、准确上报数据。

（三）省医疗质量评价与管理办公室要及时组织相关质控中心开展病案首页培训和督查工作，并针对评价分析报告研判医疗质量，提出质量管理建议，促进医疗质量持续改进。

浙江省卫生计生委办公室

2016 年 12 月 5 日

（资料来源：浙江省卫生计生委医政处。）

第二节　DRGs 的意义、内容和工作要求

一、DRGs 的意义

DRGs 是新的医院管理手段和新的医保付款方式。它的作用主要体现在以下四个方面。

（1）推动分级诊疗的手段　应用 DRGs 在医院管理中是控制大型医院规模、构建整合型医疗服务体系、定位不同层级医院功能的需要。

（2）科学评价的抓手　在 DRGs 系统的帮助下，一方面，行政管理部门可

以对不同的医疗机构、不同的诊疗专业进行较为客观的医疗质量、服务绩效评价比较,从而加强医疗服务监管;另一方面,医院全面开展医疗服务能力和医院管理评价的重要抓手,从而引导医院向能力、质量、绩效评价的方向转变。

(3)提升质量与效率的需要　医院应用DRGs开展医院医疗服务质量与绩效评价工作的目的是提高医院管理效率,确保医疗质量和医疗安全,维护人民群众健康权益。同时,通过大数据分析与比较,引导医院树立正确的绩效管理理念。

(4)适应医保支付改革的需要　医疗保险付费有按项目付费、按病种付费和按DRGs付费三种方式。按DRGs付费是适应新形势下医保付费机制的改革,可以降低参保人员的医疗负担,提高医保基金的使用效率。

二、DRGs 的重点部分

DRGs在病例中有许多内容,但其重点部分主要有主要诊断、并发症/合并症、伴随症、手术及吻合、操作和检查、疾病复杂性和手术操作难易度、附加诊断(临床医师不能否认的辅助检查诊断)、治疗效果(治愈、好转、未愈、死亡、其他)、出院转归、年龄与性别、住院天数、入院情况十二个方面。

三、DRGs 的工作内容

目前,应用DRGs开展医院医疗质量、绩效评价与预付费工作还处于起步阶段,这是一项极其艰难的工作,需要取得医院领导的重视和医务处、质量管理科、医保办、财务处等相关部门的密切配合,获得人力、物力和财力等方面的大力支持。当前,开展DRGs应做好以下三个方面的工作。

(一)建立组织机构

为顺利开展DRGs工作,医院成立DRGs实施领导小组,组长由院长担任,副组长由医院党委书记、纪委书记、副院长、院长助理担任,组员则由医务处处长或副处长、质量管理处处长或副处长、财务处处长、医保处处长、信息处处长或副处长、护理部主任或副主任、住院结算科科长、检验室主任、住院部药房主任、病案统计科科长组成,领导小组下面设立办公室,办公室主任由质量管理处处长担任。

(二)制定实施方案

DRGs实施领导小组负责制定医院DRGs实施方案,组织和推进DRGs工作,评估临床科室DRGs实施效果,研究医院医疗评价及考核问题。明确各职能部门分工,医务处负责组织全院临床科室学习、培训病案首页质量及诊疗行为的监管工作;质量管理处负责监督临床病案书写质量及各科 DRGs 实施情况并进行考核,研究 DRGs 绩效评价及考核问题;病案统计科负责病案首页数据字典库的维护、病案首页质量控制与数据分析、病案首页的疾病诊断准确编码、病案首页数据上报工作、病案首页和主要诊断(主要手术)选择的培训工作;医保办负责与病案统计科疾病分类、手术编码的沟通和医保收费政策的解读、培训;信息中心负责病案首页软件和 DRGs 管理平台的对接工作,以及病案科 DRGs 数据上传的技术和网络保障工作,确保病案首页信息上传完整;财务处负责 DRGs 工作中的费用绩效评价、考核并落实奖惩制度。

（三）成立实施小组

DRGs 实施小组由临床科室科主任、护士长、主诊医师和质控医师、质控护士组成;科主任担任本科室 DRGs 实施小组组长,为本科室实施 DRGs 工作的第一责任人;DRGs 实施小组负责本科室 DRGs 具体的实施工作。

四、DRGs 的工作要求

在 DRGs 工作内容的指导下采取一系列措施,以保证 DRGs 工作内容的顺利完成,防止 DRGs 工作停滞不前、方向偏离、成效缓慢,为此在 DRGs 工作中要求做到以下三个方面。

（一）统一思想

应用 DRGs 开展医院医疗评价和预付费工作是新形势下提高医疗服务能力、质量和管理效率的重要手段,全院应统一思想,提高认识,各科室要以高度负责的态度来确保各项工作的顺利开展。

（二）高度重视

各科室要高度重视病案首页信息和规范填报工作,认真学习和掌握《住院病案首页数据填写质量规范（暂行）》和《住院病案首页数据质量管理与控制指标（2016 版）》（见附录 1）的各项要求,按照要求及时、准确上报数据。

（三）组织培训

对各级各类人员开展 DRGs 工作培训,包括 DRGs 含义、内容、意义、病案首页填写和主要诊断(主要手术)的选择(见附录 2)等内容,使相关职能处室和广大医务人员有效地掌握工作任务和要求,调配专职人员加强病案首页质量培训、录入和督查,按要求开展全院医疗服务评价和预付费工作,促进医院管理效率的提高,保证医疗质量和医疗安全。

附录 1

住院病案首页数据质量管理与控制指标(2016 版)

一、住院病案首页填报完整率

定义:住院病案首页填报完整率是指首页必填项目完整填报的病案份数占同期出院病案总数的比例。

住院病案首页项目填报完整率是指 n 份病案首页填报的必填项目之和占 n 份病案首页全部必填项目总数的比例。

计算公式:

$$病案首页填报完整率 = \frac{首页必填项目完整填报的病案份数}{检查出院病案总数} \times 100\%$$

$$病案首页项目填报完整率 = \frac{n \text{份病案首页填报的必填项目之和}}{n \text{份病案首页全部必填项目总数}} \times 100\%$$

意义:反映医疗机构填报住院病案首页的总体情况,是衡量住院病案首页数据质量的基础指标,是应用首页数据客观评价医院服务能力和医疗质量的工作基础。

二、主要诊断选择正确率

定义:主要诊断选择正确的病案数占同期出院病案总数的比例。

计算公式:

$$主要诊断选择正确率 = \frac{病案首页主要诊断选择正确的病案数}{检查出院病案总数} \times 100\%$$

意义:主要诊断是病种质量管理、临床路径管理的数据基础,也是应用 DRGs 这一评价工具对医院进行绩效评估的重要依据。主要诊断选择正确率是评估诊疗措施适宜性的重要指标,反映医疗机构及其医师的临床能力及诊治水平。

三、主要手术及操作选择正确率

定义:主要手术及操作选择正确的病案数占同期有手术及操作的出院病案总数的比例。

计算公式:

$$主要手术及操作选择正确率 = \frac{主要手术及操作选择正确的病案数}{检查有手术及操作的出院病案总数} \times 100\%$$

意义：主要手术及操作信息是病种质量管理、临床路径管理的数据基础，也是对医院进行技术能力及绩效评价的重要依据。

四、其他诊断填写完整正确率

定义：其他诊断填写完整正确的病案数占同期出院病案总数的比例。

计算公式：

$$其他诊断填写完整正确率 = \frac{其他诊断填写完整正确的病案数}{检查出院病案总数} \times 100\%$$

意义：其他诊断（包括并发症和合并症）体现患者疾病的危重及复杂程度，是保障疾病诊断相关分组（DRGs）客观准确的重要数据。其他诊断填写完整正确率能够更客观地反映医

疗机构及其医师的临床能力及诊治水平。

五、主要诊断编码正确率

定义：主要诊断编码正确的病案数占同期出院病案总数的比例。

计算公式：

$$主要诊断编码正确率 = \frac{主要诊断编码正确的病案数}{检查出院病案总数} \times 100\%$$

意义：主要诊断编码正确率是反映医疗机构病案编码质量的重要指标，对正确统计医院及地区疾病谱、支撑 DRGs 分组和医疗机构绩效评估均具有重要意义。

六、其他诊断编码正确率

定义：其他诊断编码正确的病案数占同期出院病案总数的比例。

计算公式：

$$其他诊断编码正确率 = \frac{其他诊断编码正确的病案数}{检查出院病案总数} \times 100\%$$

意义：其他诊断编码正确率是反映医疗机构病案编码质量的重要指标，对正确统计医院及地区疾病谱、支撑 DRGs 分组和医疗机构绩效评估均具有重要意义。

七、手术及操作编码正确率

定义：手术及操作编码正确的病案数占同期有手术及操作记录的出院病案总数的比例。

计算公式：

$$手术及操作编码正确率=\frac{手术及操作编码正确的病案数}{检查有手术及操作记录的出院病案总数}\times100\%$$

意义：手术及操作编码正确率是反映医疗机构病案编码质量的重要指标，对重要病种质量评价、临床路径质量分析具有重要意义。编码员应当根据国际疾病分类规则对临床实施的手术操作准确编写 ICD-9-CM-3 手术操作代码。

八、病案首页数据质量优秀率

定义：病案首页数据质量优秀的病案数占同期出院病案总数的比例。

计算公式：

$$病案首页数据质量优秀率=\frac{病案首页数据质量优秀的病案数}{检查出院病案总数}\times100\%$$

意义：病案首页数据质量优秀率是全面反映病案首页数据填报质量的主要指标。医疗机构应当对住院病案首页数据质量进行全面管理，使首页内容填报全面、准确。

九、医疗费用信息准确率

定义：医疗费用信息准确的病案数占同期出院病案总数的比例。

计算公式：

$$医疗费用信息准确率=\frac{医疗费用信息准确的病案数}{检查出院病案总数}\times100\%$$

意义：医疗费用信息准确率是医疗费用分析的重要指标，用于评价医院是否启用标准收费字典库及按照收费分类要求进行信息系统改造，并对照接口标准准确上传住院医疗费用信息。

十、病案首页数据上传率

定义：上传首页数据的病案数占同期出院病案总数的比例。

计算公式：

$$病案首页数据上传率=\frac{上传首页数据的病案数}{同期出院病案总数}\times100\%$$

意义：病案首页数据上传率是反映医疗机构首页数据导出及信息上传的完整性，是利用首页数据客观评价医院服务能力和医疗质量的工作基础。

附件：1.住院病案首页必填项目列表

2.住院病案首页数据质量评分标准

附件 1

住院病案首页必填项目列表

序号	项 目	信息分类	序号	项 目	信息分类
1	医疗机构	住院信息	39	ABO 血型	诊疗信息
2	组织机构代码	诊疗信息	40	Rh 血型	诊疗信息
3	第 次住院	住院信息	41	（主要手术）名称	诊疗信息
4	入院途径	住院信息	42	（主要手术）级别	诊疗信息
5	入院时间	住院信息	43	（主要手术）切口愈合等级	诊疗信息
6	入院科别	住院信息	44	（主要手术）麻醉方式	诊疗信息
7	（入院）病房	住院信息	45	（入院前）颅脑损伤时间	诊疗信息
8	转科科别	住院信息	46	（入院后）颅脑损伤时间	诊疗信息
9	出院时间	住院信息	47	（重症监护室）名称	诊疗信息
10	出院科别	住院信息	48	（重症监护室）进入时间	诊疗信息
11	（出院）病房	住院信息	49	（重症监护室）转出时间	诊疗信息
12	实际住院天数	住院信息	50	医疗付费方式	患者信息
13	科主任	住院信息	51	病案号	患者信息
14	主任（副主任）医师	住院信息	52	姓名	患者信息
15	主治医师	住院信息	53	性别	患者信息
16	住院医师	住院信息	54	出生日期	患者信息
17	责任护士	住院信息	55	年龄	患者信息
18	编码员	住院信息	56	国籍	患者信息
19	（主要手术）日期	住院信息	57	出生地（省、市、县）	患者信息
20	（主要手术）术者	住院信息	58	籍贯	患者信息
21	（主要手术）Ⅰ助	住院信息	59	民族	患者信息
22	（主要手术）Ⅱ助	住院信息	60	身份证号	患者信息
23	（主要手术）麻醉医师	住院信息	61	职业	患者信息
24	离院方式	住院信息	62	婚姻	患者信息
25	是否有 31 天内再次入院计划	住院信息	63	现住址（省、市、县、街道）	患者信息
26	日常生活能力评定量表得分（入院）	住院信息	64	现住址电话	患者信息

序号	项　目	信息分类	序号	项　　目	信息分类
27	日常生活能力评定量表得分（出院）	住院信息	65	现住址邮编	患者信息
28	门（急）诊诊断	诊疗信息	66	户口地址（省、市、县、街道）	患者信息
29	门（急）诊诊断编码	诊疗信息	67	户口地址邮编	患者信息
30	（主要出院诊断）名称	诊疗信息	68	工作单位及地址	患者信息
31	（主要出院诊断）入院病情	诊疗信息	69	工作单位电话	患者信息
32	（主要出院诊断）疗效	诊疗信息	70	工作单位邮编	患者信息
33	（主要出院诊断）编码	诊疗信息	71	联系人姓名	患者信息
34	损伤、中毒的外部原因	诊疗信息	72	联系人关系	患者信息
35	损伤、中毒的外部原因编码	诊疗信息	73	联系人地址	患者信息
36	病理号（有一次住院多个标本的可能）	诊疗信息	74	联系人电话	患者信息
37	病理诊断	诊疗信息	75	住院总费用	费用信息
38	有无药物过敏	诊疗信息	76	自付费用	费用信息

注：必填栏不能为空项，没有可填写内容时填写"—"。

附件 2

住院病案首页数据质量评分标准

医院名称　　　　　　患者姓名　　　　　　　　病案号

检查项目	项目类别	项目数	评分项	分值	减分
患者基本信息（18分）	A 类	2	新生儿入院体重	4	
			新生儿出生体重	4	
	B 类	1	病案号	2	
	C 类	4	性别	1	
			出生日期	1	
			年龄	1	
			医疗付费方式	1	
	D 类	20	健康卡号、患者姓名、出生地、籍贯、民族、身份证号、职业、婚姻状况、现住址、电话号码、邮编、户口地址及邮编、工作单位及地址、单位电话及邮编、联系人姓名、关系、地址、电话号码	0.5 分/项，减至 4 分为止	
住院过程信息（26分）	A 类	1	离院方式	4	
	B 类	5	入院时间	2	
			出院时间	2	
			实际住院天数	2	
			出院科别	2	
			是否有 31 天内再住院计划	2	
	C 类	3	入院途径	1	
			入院科别	1	
			转科科别	1	
诊疗信息（50分）	A 类	6	出院主要诊断	4	
			主要诊断编码	4	
			其他诊断	1 分/项，减至 4 分为止	
			其他诊断编码	1 分/项，减至 4 分为止	
			主要手术或操作名称	4	
			主要手术或操作编码	4	

检查项目	项目类别	项目数	评分项	分值	减分
诊疗信息 (50分)	B类	8	入院病情	2	
			病理诊断	2	
			病理诊断编码	2	
			切口愈合等级	2	
			颅脑损伤患者昏迷时间	2	
			其他手术或操作名称	0.5分/项,减至2分为止	
			其他手术或操作编码	0.5分/项,减至2分为止	
			手术及操作日期	2	
	C类	3	门(急)诊诊断	1	
			门(急)诊诊断疾病编码	1	
			麻醉方式	1	
	D类	12	损伤(中毒)外部原因及疾病编码、病理诊断及编码和病历号、药物过敏史、尸检记录、血型及Rh标识、手术级别、术者、第一助手	0.5分/项,减至3分为止	
费用信息 (6分)	A类	1	总费用	4	
	D类	10	综合医疗服务类、诊断类、治疗类、康复类、中医类、西药类、中药类、血液和血制品类、耗材类、其他	每项0.5分,减至2分为止	

总分100分

检查人员:

减分
实际得分
检查时间

附录 2

病案首页主要诊断(主要手术)的选择

诊断名称一般由病因、部位、临床表现和病理诊断等要素构成。出院诊断包括主要诊断和其他诊断(并发症和合并症)。在 DRGs 分组中,病案首页的主要诊断(主要手术)是分组的最基础数据。主要诊断(主要手术)选择的正确与否,直接影响到 DRGs 疾病分组,将对医院的绩效评价造成很大影响。

主要诊断(主要手术)选择的规则在第三章第三节和第四节中阐述,这里不再重复。但是要注意以下 6 条补充规则:当主要诊断和其他诊断前后顺序颠倒时,需要选择患者本次住院专科治疗的诊断为主要诊断;主要诊断栏中列有几个诊断名称,选择患者接受治疗的主要疾病为主要诊断,如没有相关治疗的资料,则选择首先提到的出院诊断;记录为主要诊断的名称是其他诊断所表现的症状,则选择其他诊断为主要诊断;选择对疾病性质有更详细描写的诊断为主要诊断,笼统描写病情则为其他诊断;当症状或体征被记录为主要诊断,而且可能是由于两个疾病中某一个所引起时,选择症状或体征为主要诊断;当症状或体征被记录为主要诊断,而又怀疑它是某个可疑诊断的表现时,选择症状或体征为主要诊断。

医师只有了解疾病诊断和手术操作名称,才能准确选择病历首页的主要诊断及主要手术和操作,其他诊断及手术、操作才能无遗漏。疾病和手术操作编码需要病案科专业编码员全面阅读病历,并根据编码规则科学、客观、真实地进行编码。病案科编码员在编码时遇到临床医师书写的疾病诊断名称不清,应主动向临床医师请教疾病诊断含义,准确编码疾病诊断,不断提高自己的编码水平。如医师在病案首页书写的疾病诊断未列入电子病案疾病分类和代码库,则病案科编码员可以帮助添加规范的临床诊断名称进入电子病案的疾病分类和代码库。

第七章
病案管理与法律法规

一、与病案相关的法律法规

随着社会、医学技术的发展和人们法律、维权意识的增强,病案作为唯一记录患者在医院诊断治疗过程、转归情况、检查内容、知情同意书等的档案,它具有权威的原始凭证功能,在医疗事故、医疗纠纷中发挥着越来越重要的作用。病案既保障医务人员和患者的合法权益不受侵犯,又保障医疗信息的质量、维护法的公正,因此病案在法律方面具有非常重要的作用,与病案和电子病案相关的法律、法规也陆续颁布并不断完善。目前,与病案和电子病案相关的法律、法规有《中华人民共和国侵权责任法》《中华人民共和国治安管理处罚法》《中华人民共和国民事诉讼法》《中华人民共和国执业医师法》《中华人民共和国政府信息公开条例》《医疗事故处理条例》《医疗机构病历管理规定》《医疗机构管理条例实施细则》《中华人民共和国电子签名法》《电子病历系统功能应用水平分级评价方法及标准(试行)》《电子病历基本规范(试行)》《电子病历系统功能规范(试行)》。

二、病案在法律中的作用

病案是医疗纠纷、医疗事故处置的法律依据。病案能客观地反映患者发病的全部经过,如病情轻重、伤残程度、健康恢复情况等内容,是具有法律效力、真实的医学文件。2002 年最高人民法院《关于民事诉讼证据的若干规定》第四条第八款:"因医疗行为引起的侵权诉讼,由医疗机构就医疗行为与损害结果之间不存在因果关系及不存在医疗过错承担举证责任。"该规定提出,病案属于医疗机构举证责任倒置的范围。提出"举证责任倒置"使医疗机构承担了更重的举证责任,同时也要求医务人员确保病案的举证证据充分和病案管理人员保护病案安全。因此,病案作为医疗事故、医疗纠纷等法律诉讼中最权威的原始凭证,在法律中的重要性不言而喻。病案是医务人员证明自己医疗行为正确、合法的依据,也是法院进行医疗纠纷调查和医疗事故鉴定的公正的、科学的执法依据。同时,为了确保纠纷病案的真实性、客观性、公正性,与病案相关的法律法规对此也做了明确规定。2002 年《医疗事故处理条例》第十六条指出"发生医疗事故争议时,死亡病例讨论记录、疑难病历讨论记录、上级医师查房记录、会诊意见、病程记录应当在医患双方在场的情况下封存和启封",即在发生医患矛盾时,医疗机构在双方在场的情况下立即封存病案并交医疗行政部门保管,避免出现修改病案的情况。

此外,病案还是患者伤残鉴定、办理病退的参考依据。根据国家关于伤残鉴定的相关规定,伤残鉴定不仅要在伤残者经治疗伤情相对稳定后仔细检查伤残者的现状,而且要查阅伤残者在诊疗医院的手术记录、检查报告等病案内容并与医师出具的诊断证明进行比较,然后才能按照有关标准评出伤残等级。在办理职工病退时,也需要职工提供诊疗医院的病理报告单、手术记录单、出院记录等病案内容作为病退的参考依据。病案是患者或家属了解病情的原始凭证。《医疗机构管理条例实施细则》第六十二条规定"医疗机构应当尊重患者对自己的病情、治疗的知情权利",即医疗机构除了履行举证责任外,还有义务满足患者及其家属对就医、发生争议等事情的知情权,如允许复制或者复印病历资料。

三、病案的保密

(一)病案保密期限

病案属于医疗机构所有,医疗机构设立病案科(室)专门负责保管住院、门诊等病历。病案的保密期限分为长期保密和暂时保密,密级分为绝密级、机密级和秘密级。党和国家主要领导人的病历为绝密,其保密期限为长期;国家副主席、全国人大常委会副委员长、国务院副总理等的病历为机密,其保密期限不得少于 20 年。病案首页中的重要数字、方法、病例为机密,其保密期限为长期,姓名索引要永久保存。

(二)病案保密措施

病案所包含的信息是患者个人隐私的一部分,病案管理人员应从以下几方面做好病案保密工作。

1.熟悉病案和电子病案相关的法律法规

作为一名专职的病案管理人员,在提供病案服务的过程中,要具有强烈的保密和法律意识,了解病案和电子病案相关的法律法规,如《中华人民共和国侵权责任法》《中华人民共和国政府信息公开条例》《医疗事故处理条例》《医疗机构病历管理规定》《中华人民共和国电子签名法》等,熟悉《医疗机构病历管理规定》《医疗事故处理条例》等法律法规中关于病案保密的规定,并根据规定做好病案的保密工作。

2. 建立病案保密制度

根据《中华人民共和国档案法》和《医疗机构病历管理规定》等病案相关的法律、法规制定病案保密制度,明确病案提供利用的对象、方式及复印所需的证明资料和有效证件,病案保密的范围和病案借阅时限,规定封存病案的适用情况和解密条件,对于逾期不还的医务人员,要及时催讨,必要时给予当事人相应的处罚。

3. 制定保密措施

病案管理人员在病案利用中制定纸质病案保密措施,如:设定不同病案利用人员的查阅权限;严格控制病案库房进出人员;告知医务人员不得随意从库房带出病案资料;医务人员应妥善保管借阅的病案,不得涂改、转借、拆散、丢失或私自复印病案资料,不得泄露患者隐私;规培、进修等离院人员要办理好相应病案移交手续等,防止因病案损坏、被盗而泄露患者隐私。除加强纸质病案保密工作外,病案管理人员还要做好电子病案和病案数字化成果的安全管理工作,如加强计算机操作系统和网络的安全防护,升级病案管理系统和数据库系统安全设置,运用加密技术,安装防火墙和入侵防御系统等,切实做好防御工作,尽可能保证病案管理系统和网络的安全。

参考文献

[1] 刘爱民.病案信息学.2版.北京:人民卫生出版社,2014.

[2] 刘爱民.医院管理学:病案管理分册.北京:人民卫生出版社,2003.

[3] 卫生部关于印发《病历书写基本规范》的通知.卫医政发〔2010〕11号,自2010年3月1日起施行.

[4] 陈绍福.医院质量管理.北京:中国人民大学出版社,2007.

[5] 唐维新.病案书写规范.南京:东南大学出版社,2002.

[6] 中华人民共和国档案法.1987年9月5日第六届全国人民代表大会常务委员会第二十二次会议通过,根据1996年7月5日第八届全国人民代表大会常务委员会第二十次会议《关于修改〈中华人民共和国档案法〉的决定》修正,1996年7月5日中华人民共和国主席令第七十一号公布施行.

[7] 机关文件材料归档范围和文书档案保管期限规定.国家档案局令第8号,2006年9月19日国家档案局局务会议审议通过,自2006年12月18日起施行.

[8] 医疗机构管理条例实施细则.中华人民共和国卫生部令(第35号).

[9] 国家卫生计生委 国家中医药管理局关于印发《医疗机构病历管理规定(2013年版)》的通知.国卫医发〔2013〕31号.

[10] 卫生部关于印发《电子病历基本规范(试行)》的通知.卫医政发〔2010〕24号.

[11] 中华人民共和国政府信息公开条例.2007年1月17日国务院第165次常务会议通过,2007年4月5日中华人民共和国国务院令第492号公布,自2008年5月1日起施行.

[12] 中华人民共和国侵权责任法.2009年12月26日第十一届全国人民代表大会常务委员会第十二次会议通过,2009年12月26日中华人民共和国主席令第二十一号公布,自2010年7月1日起施行.

[13] 中华人民共和国治安管理处罚法.2005年8月28日第十届全国人民代表大会常务委员会第十七次会议通过,2005年8月28日中华人民共和国主席令第三十八号公布,自2006年3月1日起施行.

［14］中华人民共和国民事诉讼法.1991年4月9日第七届全国人民代表大会第四次会议通过,根据2007年10月28日第十届全国人民代表大会常务委员会第三十次会议《关于修改〈中华人民共和国民事诉讼法〉的决定》第一次修正,根据2012年8月31日第十一届全国人民代表大会常务委员会第二十八次会议《关于修改〈中华人民共和国民事诉讼法〉的决定》第二次修正.

［15］中华人民共和国执业医师法.1998年6月26日第九届全国人民代表大会常务委员会第三次会议通过,1998年6月26日中华人民共和国主席令第五号公布,自1999年5月1日起施行.

［16］最高人民法院关于民事诉讼证据的若干规定.2001年12月6日由最高人民法院审判委员会第1201次会议通过,自2002年4月1日起施行.

［17］医疗事故处理条例.2002年4月4日中华人民共和国国务院令第351号颁布,自2002年9月1日起实施.

缩写词表

（以缩写的字母顺序排列）

缩写词	英文全称	中文全称
ADL	activities of daily living	日常生活活动能力
BLVRS	bilateral lung volume reduction surgery	双侧肺减容术
CA	certificate authority	电子商务认证授权机构
CPT	current procedural terminology	最新操作命名
CT	computerized tomography	计算机体层摄影
DRGs	Diagnoses Related Groups	疾病诊断相关分组
DRGs-PPS	Diagnoses Related Groups-Prospective Payment System	疾病诊断相关分组与预付款制度
EICU	emergency intensive care unit	急诊重症监护病房
EMR	electronic medical record	电子病案
ICD	International Classification of diseases	国际疾病分类
ICD-9-CM-3	International Classification of Diseases, Ninth Revision, Clinical Modification, Volume 3	国际疾病分类临床修订本第 3 卷
ICPM	International Classification of Procedures in Medicine	国际医学操作分类
ICU	intensive care unit	重症监护病房
IFHRO	International Federation of Health Records Organizations	国际病案组织联合会
LMA	left mentoanterior	左颏前
LMP	left mentoposterior	左颏后
LMT	left mentotransverse	左颏横
LOA	left occipitoanterior	左枕前
LOP	left occipitoposterior	左枕后
LOT	left occipitotransverse	左枕横
LSA	left sacroanterior	左骶前
LSP	left sacroposterior	左骶后
LST	left sacrotransverse	左骶横
LScA	left scapuloanterior	左肩前

续表

缩写词	英文全称	中文全称
LScP	left scapuloposterior	左肩后
MRI	magnetic resonance imaging	磁共振成像
NICU	neurosurgical intensive care unit	神经外科重症监护病房
OPS	Operationen-und Prozedurenschlüssel	德国医疗操作分类编码
OPCS-4	The Office of Population，Censuses and Surveys Classification Surgical Operations and Procedures（4th revision）	澳大利亚国际疾病分类
PDCA	plan，do，check，action	戴明环
PDA	personal digital assistant	个人数字助理
PICC	peripherally inserted central catheter	经外周静脉穿刺中心静脉置管
PKI	public key infrastructure	公钥基础设施
PTCA	percutaneous transluminal coronary angioplasty	经皮腔内冠状动脉成形术
RMA	right mentoanterior	右颏前
RMP	right mentoposterior	右颏后
RMT	right mentotransverse	右颏横
ROA	right occipitoanterior	右枕前
ROP	right occipitoposterior	右枕后
ROT	right occipitotransverse	右枕横
RSA	right sacroanterior	右骶前
RSP	right sacroposterior	右骶后
RST	right sacrotransverse	右骶横
RScA	right scapuloanterior	右肩前
RScP	right scapuloposterior	右肩后
SARS	severe acute respiratory syndrome	严重急性呼吸综合征
SNOD	standard nomenclature of diseases and operations	疾病和手术标准命名法
SNOMED	systematized nomenclature of medicine	医学系统命名法
WHO	World Health Organization	世界卫生组织
XML	extensible markup language	可扩展标记语言